国家973 计划项目

"中医临床各科诊疗理论框架结构研究"成果

格致余论

——（元）朱震亨 著

金元四大家医书校注丛书

石 岩 总主编

赵鸿君 战佳阳 校注

科学出版社

北京

内 容 提 要

《格致余论》是朱震亨晚年所作的医学论文集,成书于公元1347年,是我国最早的一部医话专著。古人以格物而致知事,朱氏把医学研究当作"格物致知"的活动,故把该书命名为《格致余论》,并序称"古人以医为吾儒格物致知一事"。

全书为1卷,共收医论46篇,朱氏在其论文集中所涉的医学问题极为广泛,既有反映其主要学术观点的"阳有余阴不足论""相火论"等著名的代表性论文,亦有论饮食、色欲、养老、慈幼等保健性论题。从望色诊脉到十几种病证的例析,尽为阐发。每篇深度不同,有言简意赅的抽象理论,也有深入浅出的通俗论题。全书精悍,引人入胜。其论理则言之有理,语之有据;其论病则药味、药量详明,尤以辨证精当更为突出,确是一本学习丹溪学术观点及临床经验必要的参考书。

本书适用于中医医史文献和临床工作者阅读,也可供中医爱好者参考。

图书在版编目(CIP)数据

格致余论 /(元)朱震亨著;赵鸿君,战佳阳校注. —北京:科学出版社,2022.2

(金元四大家医书校注丛书 / 石岩总主编)

ISBN 978-7-03-069424-9

Ⅰ. ①格… Ⅱ. ①朱… ②赵… ③战… Ⅲ. ①医论-中国-元代 Ⅳ. ①R2-53

中国版本图书馆 CIP 数据核字(2021)第 148494 号

责任编辑:刘 亚 / 责任校对:蒋 萍
责任印制:徐晓晨 / 封面设计:黄华斌

科 学 出 版 社 出版

北京东黄城根北街 16 号
邮政编码:100717
http://www.sciencep.com

北京中科印刷有限公司 印刷
科学出版社发行 各地新华书店经销

*

2022 年 2 月第 一 版 开本:720×1000 1/16
2022 年 2 月第一次印刷 印张:5 1/4
字数:83 000

定价:48.00 元

(如有印装质量问题,我社负责调换)

丛书编委会

主　编　石　岩

副主编　刘庚祥　傅海燕　杨宇峰

编　委　（以姓氏笔画为序）

马　丹　王　雪　王宏利　王蕊芳

艾　华　曲妮妮　吕　凌　闫海军

杨宇峰　谷　松　谷建军　张　华

陈　雷　邰东梅　尚　冰　季顺欣

赵鸿君　战佳阳　曹　瑛

总前言

中医药学是一个伟大的宝库，其学术源远流长，其理论博大精深，其学说百家争鸣。若要真正掌握其思想精髓，灵活应用以治病救人，非熟读、领悟历代医学经典别无他路。国家中医药管理局因此提出"读经典，做临床"的口号，以倡导中医界的同事、学子，认真研读历代有代表性的中医典籍，以提高中医理论与临床水平。

金元时期是中医药学迅速发展的时期。受宋明理学的影响，中医药学针对宋以前的诊疗模式、临症方法展开了学术争鸣，全面探究病因病机理论，形成了新的外感内伤病机学说，即金元四大家的学术争鸣。他们对宋以前那种"方证相应""以方名证"，临证辨识"方证"的诊疗模式提出了挑战，开始大量使用《内经》阴阳五行、脏腑气血学说探讨病因病机，推导和辨析临症证候及症状发生和变化的机理。

金元四大家以刘完素为首。刘完素，字守真，自号通玄处士。河间人（今河北省河间县），故尊称刘河间。他在精研《素问》《伤寒论》的基础上，以"火热论"阐发六气病机，提出了"六气皆从火化"的著名论点，力主寒凉治病，创立了寒凉学派。主要著作有《素问玄机原病式》《黄帝素问宣明论方》和《素问病机气宜保命集》。

张从正，字子和，自号戴人。睢州考城人（今河南睢县、兰考一带）。私淑刘河间，治病宗河间寒凉之法，又发展河间寒凉学派为以寒凉攻邪为特点的攻邪学派。他认为疾病"或自外而入，或由内而生，皆邪气也"，邪留则正伤，邪去则正安，故治疗上以汗、吐、下三法攻除疾病。其代表作为《儒门事亲》。

李杲，字明之，真定人（今河北正定），居于东垣地区，晚号东垣老人。师事张元素，依据《内经》以胃气为本的理论，提出了"内伤脾胃，百病由生"的观点，治疗上强调调理脾胃，升提中气，创立了补土学派。其代表作为《脾胃论》

《内外伤辨惑论》和《兰室秘藏》。

朱震亨,字彦修,婺州义乌人(今浙江义乌市),其乡有小河名丹溪,故尊之为丹溪翁。丹溪师事罗知悌,又受到刘完素、张从正、李杲三家学说的影响及程、朱理学的影响,倡导"阳常有余,阴常不足"和"相火"易于妄动耗伤精血的观点,治疗上主张滋阴降火,善用滋阴降火药,后世称其学术流派为养阴派。丹溪的著作,以《局方发挥》《格致余论》和《金匮钩玄》为代表,而《丹溪心法》等则为其门人弟子整理其学术经验而成书。

金元四大家及其传承弟子经过不断的研究、探讨与实践,构建了当时中医学临症诊疗模式及临症的基本理论框架,即"时方派"的特色学术。时方派的理论、实践及诊疗模式是在宋代医学着重方剂的收集、整理、汇总的基础上,又在临症理论、诊疗模式方面进行了一次更深入的研讨、辨析与提高,把古代有着各自发展轨迹的"医经理论"与"经方实践"在方法上进行了相融的构建,形成了金元时期用医经理论推导、辨析、诠释"方"与"证"之间关系的辨(病机)证施治的基本模型。这种初始的模型经过后世的不断发展、完善,逐渐丰富它的理论框架,形成了后世中医学临症的主流模式,亦是我们现代中医临症官方的主流模式。因此,认真研读金元四大家的著作,探讨金元时期学术争鸣的起因与内涵,辨析当时临症模式转换的背景及辨(病机)证施治的形成与发展,对于我们研究现代中医临症的诊疗模式,临症理论的框架结构具有不可或缺的意义。

作为国家重点研究课题973项目的一部分,我们汇集了金元四大家有影响的代表作11部及从诸书中汇总的《朱丹溪医案拾遗》1部,编辑成"金元四大家医书校注丛书"。通过筛选好的底本,配合校勘讹误,注释疑难,诠释含义等方式,深入准确地理解原著内容,以期方便读者学习了解金元四大家医书的内容。同时从学说的源流、背景、学术特色及对后世的影响等方面,对各书进行了系统研究。

不过限于水平,错误与疏漏之处在所难免,切望广大专家、读者批评指正。

编　者
2020 年 10 月

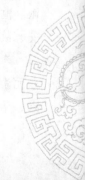

校注 · 说明

　　《格致余论》全书 1 卷，共载医论 46 篇，包括内、外、妇、儿各科，以及脉法、养生、优生等理论，内容颇丰。朱震亨著名的论文"阳有余阴不足论""相火论"均见于此，所以《格致余论》被公认为是反映朱震亨医学思想的代表著作。本书成书于公元 1347 年，目前国内可见版本有元刊本、明正德间刊本、《东垣十书》本、《古今医统正脉全书》本、《四库全书》本、1954～1956 年人民卫生出版社影印本等。

　　此次整理以辽宁中医药大学馆藏清光绪七年（1881 年）云林阁《东垣十书》本为底本，吴门德馨堂藏板《东垣十书》本为主校本，以《古今医统正脉全书》本、《四库全书》本、天津科学技术出版社《金元四大家医学全书》为参校本，并参考《素问》《灵枢》《伤寒论》《金匮要略》《诸病源候论》等著作，点校体例如下：

　　一、凡底本文字不误者，一律不改动原文；校本有异文，有参考价值的，出校记说明之。

　　二、原文中的异体字、通假字、古今字、俗写字，凡常见者一律径改为通行的简化字，不出校记，如"欬"改作"咳"、"於"改作"于"、"劦"改作"斤"等。对于原文中的冷僻字未经规范简化者，以及不常见的通假字、异体字等，酌情予以注释。

　　三、为便于读者阅读，本次整理对文中字词进行了详细注释，有些词详列出处；并以按语形式对原文加以说明，按语力求简洁，说明文章旨意，并对涉及的医案进行点评，以求正确把握丹溪的医学思想。因水平所限，疏漏之处在所难免，望广大读者指正。

　　四、为使读者深入了解本书价值，特补录了《四库全书总目提要》中关于本书的提要。另外，将"朱震亨《格致余论》理论特色研究"一文附于后，以供参考。

校注者

2020 年 12 月

目 录

提　要

　　《格致余论》一卷，元朱震亨著。震亨字彦修，金华人。受业于罗知悌，得刘守真之传。其说谓阳易动，阴易亏，独重滋阴降火，创为阳常有余、阴常不足之论。张介宾等攻之不遗余力。然震亨意主补益，故谆谆以饮食色欲为箴，所立补阴诸丸，亦多奇效。孙一奎《医旨绪余》云：丹溪生当承平，见人多酗酒纵欲，精竭火炽，复用刚剂，以至于毙。因为此救时之说，后人不察，遂以寒凉杀人，此不善学丹溪者也。其说可谓平允矣。是编前有自序云：古人以医为吾儒格物致知之一事，故特以是名书。盖震亨本儒者，受业于许谦之门，学医特其余事，乃性之所近，竟不以儒名而以医名。然究较方伎者流为能明其理，故其言如是。戴良《九灵山房集》有《丹溪翁传》，叙其始末其详云。

『按语』

　　本提要介绍了《格致余论》的卷数，丹溪的师承、学术思想，以及学派的争鸣，并重申序文中提及的书名的命名目的。

序

　　《素问》，载道之书也。词简而义深，去古渐远，衍文错简，仍①或有之，故非吾儒不能读。学者以易心求之，宜其茫若望洋②，淡如嚼蜡③。遂直④以为古书不宜于今，厌而弃之，相率以为《局方》⑤之学。间有读者，又以济其方技，漫不之省⑥。医道隐晦，职此之由⑦。可叹也！震亨三十岁时，因母之患脾疼，众工⑧束手，由是有志于医。遂取《素问》读之，三年似有所得。又二年母氏之疾，以药而安。因追念先子⑨之内伤，伯考之瞀闷⑩，叔考⑪之鼻衄，幼弟之腿痛，室人⑫之积痰，一皆殁⑬于药之误也。心胆摧裂，痛不可追。然犹虑学之未明，至四十岁复取而读之。顾⑭以质钝，遂朝夕钻研，缺其所可疑，通其所可通。又四年而得罗太无讳知悌者为之师，因见河间、戴人、东垣、海藏诸书，始悟湿热相火为病甚多。又知医之为书，非《素问》无以立论，非《本草》无以立方。有方无论无以识病，有论无方何以模仿？夫假说问答，仲景之书也，而详于外感；明著性味，东垣之书也，而详于内伤。医之为书，至是始备；医之为道，至是始明。由是不能不致疑于《局方》也。《局方》流行，自宋迄今，罔间⑮南北，翕然⑯而成俗，岂无其故哉！徐而思之，湿热相火，自王太仆注文已成湮没，至张、李⑰诸老始有发明。人之一身，阴不足而阳有余，虽谆谆然见于《素问》，而诸老犹未表章⑱，是宜《局方》之盛行也。震亨不揣芜陋⑲，陈于编册，并述《金匮》之治法，以证《局方》之未备，间以己意附之于后，古人以医为吾儒格物致知⑳一事，故目其篇曰《格致余论》。未知其果是否耶？后之君子，幸改而正诸㉑。

『注释』

①仍：因而。

②望洋：仰视貌。比喻力不从心，无可奈何。

③嚼蜡：比喻无味。

④直：竟。

⑤相率：相继。《局方》：方书名，全称为《太平惠民和剂局方》，原为宋代太医局所属药局的成药处方，公元 1151 年由陈师文等修订。

⑥漫不之省：完全不明白《素问》的重要。漫，全。不之省，不省之，宾语前置。

⑦职：主要。此之由：由此，宾语前置。之，宾语前置的标志。

⑧工：医生。

⑨先子：已死的父亲。

⑩伯考：已死的伯父。瞀（mào 帽）闷：目眩晕厥。

⑪叔考：已死的叔叔。

⑫室人：妻子。

⑬一皆：全都。殁：死。

⑭顾：不过。

⑮罔间：意为不分。

⑯翕（xī）然：一致的样子。

⑰张、李：指张从正、李杲。

⑱表章：阐明，显扬。章，又作"彰"。

⑲揣：估量。芜陋：指浅陋。

⑳格物致知：谓探究事物的原理而获得知识，简称"格致"。

㉑幸：希望。诸：之。

『按语』

朱震亨，元末明初人，易水学派的中坚力量，滋阴派的代表。丹溪所处的时代《局方》盛行。《局方》是宋政府召集名医吸取历代经效名方，以官方医疗机构的标准处方及形式颁布的方书，因此具有极大的权威性和一定的实践基础，受到当时医学界及民众的广泛欢迎，终至风行南北，"官府守之以为法，医门传之以为业，病者恃之以立命，世人习之以成俗"。但其指导思想和理论基础是墨守前人，照搬成法，毫无新意，它窒息了创新的萌芽，而成为医学发展的障碍。本文探讨了《局方》盛行的原因，一是当时医界忽视《内经》，不深求基本理论；二是新的医学理论，如"湿热相火""阴不足阳有余"等，前人阐发未畅，尚未普及。从文中论述可知丹溪先生立法处方、立论依据源于《素问》，主方依据源于《本草》，再参合仲景、东垣等著作，结合临证实际情况，综合分析，然后处方，绝不拘泥于成方。

《格致余论》原文及注释①

饮食色欲箴序

传①曰："饮食男女②，人之大欲存焉。"予每思之，男女之欲，所关甚大；饮食之欲，于身尤切。世之沦胥③陷溺于其中者，盖不少矣！苟志于道，必先于此究心④焉。因作饮食、色欲二箴⑤，以示弟侄⑥，并告诸同志云！

『注释』

①传：指《礼记·礼运》。
②饮食男女：指对吃喝和性的需要。
③沦胥：毛传："沦，率也。"郑玄笺："胥，相；铺，遍也。言王使此无罪者见牵率相引而遍得罪也。"此指沦陷。
④究心：专心研究。
⑤箴：文体的一种。以规诫为表达的主题。
⑥弟侄："弟男子侄"的缩语。泛指晚辈男子。

『按语』

饮食和色欲是人的两大欲望，也是两大致病因素。丹溪告诫晚辈和同行要重视并专心研究，节饮食，节色欲。

饮 食 箴

人身之贵，父母遗体。为口伤身，滔滔①皆是。人有此身，饥渴洊②兴，乃作饮食，以遂③其生。眷彼昧④者，因纵口味，五味之过，疾病蜂起。病之生也，其

---
①此为校注者添加

机甚微，馋涎所牵⑤，忽而不思。病之成也，饮食俱废，忧贻父母，医祷百计。山野贫贱，淡薄是谙⑥，动作不衰，此身亦安。均⑦气同体，我独⑧多病，悔悟一萌，尘开镜净，曰节饮食。《易》之象⑨辞，养小失大，孟子所讥。口能致病，亦败尔德。守口如瓶，服之无斁⑩。

『注释』

①滔滔：普遍。

②浡：同"荐"。再，重。

③遂：延续（养育）。

④眷彼昧：眷，回顾。彼，那。昧，不明亮，此指不明饮食之理。

⑤馋涎：指贪吃。牵：引发，引起。

⑥淡薄是谙（ān 安）：知晓清淡的饮食。谙，知晓。宾语前置。

⑦均：等同。

⑧独：偏偏。

⑨象：《周易》专用语，谓解释卦象的意义。

⑩斁（yì 易）：厌倦。

『按语』

本段提出了节制饮食的养生思想。五味过于厚重是引发疾病的原因，而贪吃是形成疾病最直接的原因。山野之人居贫贱之地，而能健康无病。丹溪认为清淡饮食是避免疾病最好的方法。

色 欲 箴

惟人之生，与天地参，坤道成女，乾道成男①。配为夫妇，生育攸②寄，血气方刚。惟其时矣，成之以礼，接③以时，父子之亲，其要在兹。眷彼昧者，徇情④纵欲，惟恐不及，济以燥毒。气阳血阴，人身之神，阴平阳秘，我体长春⑤。血气几何？而不自惜！我之所生，翻⑥为我贼。女之耽兮⑦，其欲实多。闺房之肃，门庭之和。士之耽兮，其家自废，既丧厥⑧德，此身亦瘁⑨。远彼帷薄⑩，放心⑪乃收，饮食甘美，身安病瘳⑫。

『注释』

① 坤道成女，乾道成男：阴血偏盛成女，阳精偏盛成男。

② 育：云林阁本为"有"，据吴门德馨堂本改。攸：所。

③ 接：指行房事。

④ 徇情：屈从私情。

⑤ 长春："长春不老"的缩语，长生不老。

⑥ 翻：反而，却。

⑦ 女之耽兮：女子沉迷于情中，出自《诗经·氓》。下文"士之耽兮"同此。耽：沉迷。

⑧ 厥：其。

⑨ 瘁：毁坏，憔悴。

⑩ 帷薄：帷幕和帘子。引申指男女欢和。

⑪ 放心：放纵之心。

⑫ 瘳：痊愈。

『按语』

朱丹溪这篇劝诫色欲的箴言，从"存天理，灭人欲"这一理学观点出发，认为"坤道成女，乾道成男。配为夫妇"是天理。但他反对"徇情纵欲"，提出了远房帷、收放心、美饮食的节欲养生思想。他强调男女必须在成年后体质健壮时才能结婚生育，需经常保持阴阳气血平调而充盛，切忌纵欲恣性，否则，既损身又毁家。本文从生物学和社会学的角度，提出对纵欲的劝诫是有远见的。

阳有余阴不足论

人受天地之气以生，天之阳气为气，地之阴气为血。故气常有余，血常不足。何以言之？天地为万物父母。天，大也，为阳，而运于地之外；地，居天之中为阴，天之大气举之。日，实也，亦属阳，而运于月之外；月，缺也，属阴，禀日之光以为明者也。人身之阴气，其消长视月之盈缺①。故人之生也，男子十六岁而精通，女子十四岁而经行，是有形之后，犹有待于乳哺水谷以养，阴气始成，而可与阳气为配，以能成人，而为人之父母。古人必近三十、二十而后嫁娶，可见阴气之难于成，而古人之善于摄养②也。《礼记》注曰："惟五十然后养阴者有以加③"。《内经》曰："年至四十，阴气自半，而起居衰矣。"又曰：男子六十四岁而精绝，女子四十九岁而经断。夫以阴气之成，止供给得三十年之视听言动，已先亏矣。人之情欲无涯，此难成易亏之阴气，若之何④而可以供给也？经曰："阳者，天气也，主外；阴者，地气也，主内。故阳道⑤实，阴道虚。"又曰："至阴虚，天气绝；至阳盛，地气不足。"观虚与盛之所在，非吾之过论。

『注释』

①消长：增减，盛衰。盈缺：圆缺。

②摄养：保养。摄，养。

③五十：《礼记·曲礼上》孔颖达疏引《白虎通》云："男三十，筋骨坚强，任为人父，女二十，肌肤充盛，任为人母，合为五十，应大衍之数，生万物也。"大衍，五十的代称。有以加：谓能够交合生子。

④若之何：犹若何，怎么。之，无义。

⑤阳道：即阳。下文阴道即阴。

『按语』

本段丹溪运用取类比象的方法，以天地日月说明人身阴阳气血的有余不足，探讨阴气难成易亏的生理特点，并引经据典，用《内经》的理论来证明自己的观点。类比推理的方法是根据事物之间某些属性相同或类似进行类比，得出的结论有很大的不确定性。如同样的天地日月，张景岳得出"阳非有余"的结论。故《四库全书》认为二人取譬固是，却"各明一义而忘其各执一偏，其病亦相等也"。由于天大地小、日实月缺是正常的自然现象，类比的结果也只能是生理现象，丹溪推理得出的结论，主要还是由阴易亏阳易动的实践观察资料证明的。阴气难成，难在必待男十六、女十四才精成经通，具有生育能力；阴气易亏，其原因是"四十阴气自半"，男六十四、女四十九便精绝经断，丧失生育能力。这种生殖物质的"阴不足"与无涯情欲的"阳"存在着不平衡的关系。

『原文』

主闭藏者，肾也，司疏泄者，肝也，二脏皆有相火，而其系上①属于心。心，君火也，为物所感则易动。心动则相火亦动，动则精自走，相火翕然②而起，虽不交会③，亦暗流④而疏泄矣。所以圣贤只是教人收心养心，其旨深矣。天地以五行更迭⑤衰旺而成四时，人之五脏六腑亦应之而衰旺。四月属巳⑥，五月属午，为火大旺，火为肺金之夫，火旺则金衰。六月属未，为土大旺，土为水之夫，土旺则水衰。况肾水常藉⑦肺金为母，以补助其不足，故《内经》谆谆于"资其化源"⑧也。古人于夏，必独宿而淡味，兢兢业业于爱护也。保养金水二脏，正嫌⑨火土之旺尔。《内经》曰："冬不藏精者，春必病温。"十月属亥，十一月属子，正火气潜伏闭藏，以养其本然⑩之真，而为来春发生升动之本。若于此时恣嗜欲以戕贼⑪，至春升之际，下无根本，阳气轻浮，必有温热之病。夫夏月火土之旺，冬月火气之伏，此论一年之虚耳。若上弦⑫前，下弦⑬后，月廓⑭月空，亦为一月之虚；大风大雾，虹霓飞电，暴寒暴热，日月薄蚀⑮，忧愁忿怒，惊恐悲哀，醉饱劳倦，谋虑勤动，又皆为一日之虚。若病患初退，疮痍正作，尤不止于一日之虚。今日多有春末夏初，患头痛脚软，食少体热，仲景谓"春夏剧，秋冬差⑯"，而脉弦大者，正世俗所谓注夏⑰病。若犯此四者之虚，似难免此。夫当壮年，便有老态，仰事俯育⑱，一切隳坏⑲。兴言至此，深可惊惧。古人谓不见所欲，使心不乱。夫以温柔之盛⑳于体，声音之盛于耳，颜色之盛于目，馨香之盛于鼻，谁是铁汉，心不为之动也？善摄生者，于此五个月出居于外。苟值一月之虚，亦宜暂远帏幕，各自珍重，保全天和㉑，期无负敬身之教，幸甚！

『注释』

①系上：向上连接。

②翕（xī）然：忽然，突然。

③交会：指房室。

④暗流：暗中流失。

⑤更迭：更替。

⑥四月属巳：据月建纪月，用十二地支和十二个月份相配纪月，从夏历正月到十二月，依次为寅、卯、辰、巳、午、未、申、酉、戌、亥、子、丑。故曰四月属巳。下文"五月属午""六月属未""十月属亥，十一月属子"同此。

⑦藉：凭借。

⑧资其化源：语出《素问·六元正纪大论》。资，助。化源，化生之源。

⑨嫌：避忌。

⑩本然：犹天然。

⑪戕贼：摧残，破坏。

⑫上弦：指夏历每月初七、初八的月相。

⑬下弦：指夏历每月二十二、二十三的月相。

⑭月廓：月空。廓：空虚。

⑮薄蚀：即薄食，指日月相掩食。

⑯差："瘥"的古字。

⑰注夏：病证名，又作疰夏，在夏季炎热环境中感受湿热之气所致。阴气不足为其内因之一。

⑱仰事俯育：同"仰事俯畜"。对上侍奉父母，对下抚养妻子儿女。后泛指维持一家生活。

⑲隳（huī 灰）坏：毁坏。

⑳温柔：指女色。盛：充斥。

㉑天和：此指人体的元气。

『 按语 』

本段论述了情欲伤阴的机理和养生措施。丹溪认为生殖物质的"阴"由肝肾控制，枢纽是相火。相火又受心的控制和指挥。心为外界事物（本文特指女色）所触，则易动而萌生情欲，触发相火，致精走阴伤。因此丹溪主张"心不妄动"，"不见所欲"，提出了收心远色和"谨四虚"的养生措施。整个养生观，围绕"心"，突出"静"，深受宋代理学思想的影响。

本文的适用对象是男子。无论是相火伤阴的机理，还是收心养性，敛神涩精的方法，都是针对男子立论的。男子沉迷色欲则废家丧德瘁身，女子则不过是亏闺门之肃，损门庭之和。

治病必求其本论

病之有本，犹草之有根也。去叶不去根，草犹在也。治病犹去草。病在脏而治腑，病在表而攻里，非惟戕贼胃气，抑且①资助病邪，医云乎哉②！

族叔祖③年七十，禀甚壮，形甚瘦，夏末患泄利，至深秋百方不应。予视之曰：病虽久而神不悴，小便涩少而不赤，两手脉俱涩而颇弦，自言鬲④微闷，食亦减。因悟曰：此必多年沉积，僻⑤在胃肠。询其平生喜食何物？曰：我喜食鲤鱼，三年无一日缺。予曰：积痰在肺。肺为大肠之脏，宜大肠之本不固也。当与澄其源而流自清。以茱萸、陈皮、青葱、蔍苜根、生姜，煎浓汤，和以沙糖，饮一碗许⑥，自以指探喉中，至半时辰，吐痰半升许如胶，是夜减半。次早又饮又吐半升而利止。又与平胃散加白术、黄连，旬日⑦而安。

东阳王仲延遇诸途，来告曰：我每日食物必屈曲，自鬲而下，且硬涩作微痛，它无所苦，此何病？脉之，右甚涩而关尤沉，左却和。予曰：污血在胃脘之口，气因郁而为痰，此必食物所致，明以告我。彼亦不自觉。予又曰：汝去腊⑧食何物为多？曰：我每日必早饮点剁酒两三盏逼寒气。为制一方，用韭汁半银盏⑨，冷饮细呷⑩之，尽韭叶半斤而病安。已而果然。

又一邻人年三十余，性狡而躁，素患下疳疮，或作或止。夏初患自利，鬲上微闷，医与治中汤两贴，昏闷若死，片时而苏。予脉之，两手皆涩，重取略弦似数。予曰：此下疳疮之深重者。与当归龙会丸去麝，四贴而利减；又与小柴胡去半夏，加黄连、芍药、川芎、生姜，煎五六贴而安。

彼三人者，俱是涩脉，或弦或不弦，而治法迥别。不求其本，何以议药？

『注释』

①抑且：况且，而且。
②医云乎哉：即云医，宾语前置。
③叔祖：父亲的叔父。
④鬲：同"膈"。
⑤僻：误。
⑥许：左右。
⑦旬日：十天。
⑧腊：腊月。
⑨银盏：用金属制的酒杯。
⑩呷（xiā 虾）：小口喝。

『按语』

治病必求其本，求本即是求病因也。上述三案，丹溪先生求本，即为审因。案一之因乃"日食鲤鱼三年"而得出其本在肺。鲤鱼乃甘甜厚味之物，如此日食三年，必痰湿内生，贮痰于肺，肺失宣发，又肺与大肠相表里，水谷精微不得布散全身而直趋于下形成泄利，故当澄其源则流自清。案二之因为"每日早点饮酒迫寒气"而成，得出气郁痰阻于胃口，用韭菜汁半斤，冷饮细呷之，行气化痰而愈。案三之因是"素来性格狡躁"，肝胆火旺，湿热下注，少阳枢机不利而成，和解少阳，诸症得愈。若不详审其因，何以知其病根所在，故治病求本，重在审因，凭因审症，寻根问源，才知病在何脏何腑何经，处方用药才能准确无误，此丹溪先生治病求本之妙。

涩 脉 论

人一呼脉行三寸，一吸脉行三寸，呼吸定息，脉行六寸。一昼一夜，一万三千五百息，脉行八百一十丈，此平人①血气运行之定数也。医者欲知血气之病与不病，非切脉不足以得之。脉之状不一，载于《脉经》者二十有四：浮、沉、芤、滑、实、弦、紧、洪、微、缓、涩、迟、伏、濡、弱、数、细、动、虚、促、结、代、革、散。其状大率②多兼见。人之为病有四：曰寒、曰热、曰实、曰虚。故学脉者，亦必以浮、沉、迟、数为之纲，以察病情，此不易之论也。然涩之见，固多虚寒，亦有痼③热为病者。医于指下见有不足之气象，便以为虚，或以为寒，孟浪④与药，无非热补，轻病为重。重病为死者多矣。何者？人之所藉⑤以为生者，血与气也。或因忧郁，或因厚味，或因无汗，或因补剂，气腾血沸，清化为浊，老痰宿饮，胶固⑥杂糅，脉道阻涩，不能自行，亦见涩状。若重取至骨，来似有力且带数，以意参之，于证验之，形气但有热证，当作痼热可也。此论为初学者发，圆机⑦之士必以为赘。东阳吴子，方年五十，形肥味厚，且多忧怒，脉常沉涩，自春来得痰气病。医认为虚寒，率与燥热香窜之剂，至四月间两足弱，气上冲，饮食减。召我治之，予曰：此热郁而脾虚，痿厥之证作矣，形肥而脉沉，未是死证。但药邪太盛，当此火旺，实难求生。且与竹沥下白术膏尽二斤，气降食进，一月后大汗而死。书此以为诸贤覆辙⑧戒云！

『注释』

①平人：阴阳平和之人。

②大率：大抵，大致。

③痼：经久难治的病。

④孟浪：鲁莽，草率。此指草率之人。

⑤藉：凭借，依靠。

⑥胶固：牢固。

⑦圆机：见解超脱，圆通机变。

⑧覆辙：翻车的轨迹，比喻招致失败的教训。

『按语』

虚寒证多见涩脉，但又有经久难愈的热病也会出现涩脉。所以为医者当详察病因，仔细审脉，才不致误人。此篇为"治病必求其本论"的延伸，当互参。

养 老 论

人生至六十、七十以后，精血俱耗，平居无事，已有热证。何者？头昏，目眵①，肌痒，溺数，鼻涕，牙落，涎多，寐少，足弱，耳聩，健忘，眩运②，肠燥，面垢，发脱，眼花，久坐兀③睡，未风先寒，食则易饥，笑则有泪，但是老境，无不有此。或曰：《局方》乌附丹剂，多与老人为宜，岂非以其年老气弱下虚，理宜温补，今子皆以为热，乌附丹剂将不可施之老人耶？余晓之曰：奚止乌附丹剂不可妄用，至于好酒腻肉，湿面④油汁，烧炙煨⑤炒，辛辣甜滑，皆在所忌。或曰：子何愚之甚耶？甘旨⑥养老，经训具在。为子为妇，甘旨不及，孝道便亏。而吾子之言若是，其将有说以通之乎？愿⑦闻其略。予愀然⑧应之曰：正所谓道并行而不悖⑨者，请详言之。古者井田⑩之法行，乡闾⑪之教兴，人知礼让，比屋可封⑫。肉食不及幼壮，五十才方食肉。强壮恣饕⑬，比及五十，疾已蜂起。气耗血竭，筋柔骨痿，肠胃壅阏⑭，涎沫充溢，而况人身之阴难成易亏。六、七十后阴不足以配阳，孤阳几欲飞越，因天生胃气尚尔留连⑮，又藉水谷之阴，故羁縻⑯而定耳！所陈前证，皆是血少。《内经》曰：肾恶燥。乌附丹剂，非燥而何？夫血少之人，若防风、半夏、苍术、香附，但是燥剂且不敢多，况乌附丹剂乎？

或者又曰：一部《局方》，悉是温热养阳，吾子之言无乃⑰谬妄乎？予曰：《局方》用燥剂，为劫湿病⑱也。湿得燥则豁然而收。《局方》用暖剂，为劫虚病⑲也。补肾不如补脾，脾得温则易化而食味进，下虽暂虚，亦可少回⑳。《内经》治法，亦许用劫，正是此意。盖为质厚而病浅者设。此亦儒者用权之意。若以为经常之法，岂不大误！彼老年之人，质虽厚，此时亦近乎薄，病虽浅，其本亦易以拨，而可以劫药取速效乎？若夫形肥者血少，形瘦者气实，间或有可用劫药者，设或㉑失手，何以取救？吾宁稍迟，计出万全，岂不美乎？乌附丹剂其不可轻饵也明矣。

『注释』

①眵：眼屎。

②运：通"晕"。

③兀：浑然无知的样子。

④湿面：面做的食物。

⑤煨：把生的食物放在火灰里烧熟。

⑥甘旨：赡养双亲的食物。

⑦愿：希望。

⑧愀（qiǎo 巧）然：面色变得严肃的样子。

⑨悖：违背。

⑩井田：古代的一种土地制度。以方九百亩为一里，划为九区，形如"井"字，故名。

⑪乡间：古代以二十五家为间，一万两千五百家为乡，因以乡间泛指民众聚居之处。

⑫比屋可封：谓上古之世教化遍及四海，家家都有德行。泛指风俗淳美。

⑬饕（tāo 涛）：贪食。

⑭阏（è 恶）：堵塞。

⑮留连：盘桓，滞留。

⑯羁縻（jī mí 基迷）：控制，束缚。

⑰无乃：不是。

⑱劫湿病：意谓燥湿。

⑲劫虚病：意谓补虚。

⑳少回：稍微挽回。

㉑设或：假如。

『 **按语** 』

本段阐述了两个观点：

（1）老年人生理功能衰退，精血俱耗，温燥之剂不可妄用。他吸取了刘河间"慎不可妄以热药养其正气"的经验，崇尚滋阴降火，极言燥热之弊。根据老年人的特点，进一步提出燥烈药物及烹饪厚味均助火伤阴，对老年人危害极大，反对片面强调"甘旨养老"之说。

（2）邪气停积不可劫药速取。丹溪先生此论明确指出，老年人肌肤苍老，正气已虚，卫外不固，往往未风先寒，易感外邪；即使邪入病浅，亦易耗其气血，故不可操之过急以劫药速取功效，此为一；假如可以用劫效速效，万一失手，必大伤元气，则无以挽救，此为二。故老年人一当感邪，无论风寒暑湿，燥火内炽，痰饮瘀血，不可妄用大寒、大热、大苦、大辛、大泻之品，当慎而慎之，如丹溪先生所言："吾宁稍迟，计出万全，岂不美乎？"

『原文』

至于饮食，尤当谨节。夫老人内虚脾弱，阴亏性急。内虚胃热则易饥而思食，脾弱难化则食已而再饱，阴虚难降则气郁而成痰，至于视听言动，皆成废懒。百不如意，怒火易炽。虽有孝子顺孙，亦是动辄扼腕①。况未必孝顺乎！所以物性之热者，炭火制作者，气之香辣者，味之甘腻者，其不可食也明矣。虽然肠胃坚厚，福气深壮者，世俗观之，何妨奉养，纵口固快一时，积久必为灾害。由是观之，多不如少，少不如绝，爽口作疾，厚味措②毒，前哲格言，犹在人耳，可不慎欤！或曰：如子之言，殆将绝而不与，于汝安乎？予曰：君子爱人以德，小人爱人以姑息③。况施于所尊者哉！惟饮与食将以养生，不以致疾。若以所养转为所害，恐非君子之所谓孝与敬也。

然则如之何则可？曰：好生恶死，好安恶病，人之常情。为子为孙，必先开之以义理，晓之以物性，旁譬曲喻④，陈说利害，意诚辞确，一切以敬慎行之，又次以身先之，必将有所感悟而无捍格⑤之逆矣。吾子⑥所谓绝而不与，施于有病之时，尤是孝道。若无病之时，量酌可否，以时而进。某物不食，某物代之，又何伤于孝道乎？若夫平居闲话，素无开导诱掖⑦之言，及至饥肠已鸣，馋涎已动，饮食在前，馨香扑鼻，其可禁乎？经曰：以饮食忠养之。"忠"之一字，恐与此意合，请勿易看过。

予事老母，固有愧于古者，然母年逾七旬，素多痰饮，至此不作。节养有道，自谓有术。只因大便燥结时，以新牛乳、猪脂和糜粥中进之，虽以暂时滑利，终是腻物积多。次年夏时，郁为粘痰，发为胁疮。连日作楚⑧，寐兴陨获⑨。为之子者，置身无地，因此苦思而得节养之说。时进参、术等补胃、补血之药，随天令加减，遂得大腑⑩不燥，面色莹洁，虽觉瘦弱，终是无病。老境得安，职⑪此之由也。因成一方，用参、术为君，牛膝、芍药为臣，陈皮、茯苓为佐。春加川芎；夏加五味、黄芩、麦门冬；冬加当归身，倍生姜。一日或一贴或二贴，听其小水才觉短少，便进此药。小水⑫之长如旧，即是却病捷法。后到东阳，因闻老何安人性聪敏，七十以后稍觉不快，便却粥数日，单进人参汤，数贴而止，后九十余无疾而卒。以其偶同，故笔之以求是正⑬。

『注释』

①动：常常。扼腕：表示惋惜，此指生气发怒。

②措：施。

③姑息：无原则的宽容。

④旁譬曲喻：从侧面委婉启发晓谕。

⑤捍格：坚固，此指坚决。

⑥吾子：对对方的敬称，一般用于男子之间。

⑦诱掖：引导和扶持。

⑧楚：痛苦。

⑨寐兴：睡不着觉。陨获：丧失志气，此指失去治病的信心。

⑩大腑：指大肠。

⑪职：仅。

⑫小水：指小便。

⑬笔：写下，名词活用做动词。是正：订正，校正。

『按语』

本段阐述了两个观点：

（1）调理脾胃，创节养之说。先生之论明确指出老年人脾弱阴虚，且视听言动，皆为不便，虽有孝子贤孙，也难免有不顺心之时，故气郁火炽，痰湿内瘀常常有之，若只图爽口一时，膏粱厚味，必成灾害，因此丹溪创节养之说。节养学说有两个内容，其一是饮食调理脾胃。先生通过两个例子，说明食物调理节养的重要性。首先以其侍奉家母为例，其母年逾七旬，素多痰饮，因大便燥结，以新牛乳、猪油放入糜粥中常服，虽然大便得滑利，但腻物积多，次年夏时，郁为黏痰，并发胁疮，连日作楚，不能成寐。经其精心医治及护理，终使其母痊愈。其次，以"老何安人"为例，"老何安人……七十以后稍觉不快，便却粥数日，单进人参汤，数贴而止，后九十余无疾而卒"。其二是主张药物调理脾胃，使中土强健，水谷精微流灌周身，精血得以充养，达到长寿保健目的，并且介绍一方，颇具特色。

（2）强调加强心理护理，重在语言疏导。先生认为，作为子女应做好心理护理，使之合理进餐。"为子为孙，必先开之以义理，晓之以物性，旁譬曲喻，陈说利害，意诚辞确"，这样老人"必将有所感悟而无捍格之逆"。当老人患病时，子女要做好饮食护理，对其身体有害无益的饮食，即使甘美也应"绝而不与"，平素就要向老人讲清饮食调养的道理。

慈 幼 论

人生十六岁以前，血气俱盛，如日方升，如月将圆。惟阴长不足，肠胃尚脆而窄，养之之道，不可不谨。童子不衣裘帛①，前哲格言，具在人耳。裳②，下体之服。帛，温软甚于布也。盖下体主阴，得寒凉则阴易长，得温暖则阴暗消。是以下体不与帛绢夹厚温暖之服，恐妨阴气，实为确论。血气俱盛，食物易消，故食无时③。然肠胃尚脆而窄，若稠粘干硬，酸咸甜辣，一切鱼肉、木果、湿面、烧炙、煨炒，但是发热难化之物，皆宜禁绝。只与干柿、熟菜、白粥，非惟无病，且不纵口，可以养德。此外生栗味咸，干柿性凉，可为养阴之助。然栗大补，柿大涩，俱为难化，亦宜少与。妇人无知，惟务④姑息，畏其啼哭，无所不与。积成痼疾，虽悔何及！所以富贵骄养，有子多病，迨⑤至成人，筋骨柔弱，有疾则不能忌口以自养，居丧则不能食素以尽礼，小节⑥不谨，大义⑦亦亏。可不慎欤！

『注释』

①裘：用毛皮制成的御寒衣服。帛：古代丝织物的通称。
②裳（cháng 长）：古代称下身穿的衣裙。
③无时：不须按时。
④务：求。
⑤迨：到，及。
⑥小节：琐细微末的操守。
⑦大义：指大节，品德操守的主要方面。

『按语』

本段论述的是关于育儿的问题，宋代著名的儿科专家钱乙在《小儿药证直诀》中写道："若要小儿安，常须三分饥与寒。"丹溪的论述与之有同工之妙，不过是以阴常不足的观点为基础，认为小儿衣着不可过暖，尤其下体之服，因为"下体主阴，得寒凉则阴易长"。提倡薄衣护养，也是一种增强幼儿抵抗力的方法。在饮食方面，因为"血气俱盛，食物易消，故食无时"，但由于同时"肠胃尚脆而窄"，这样造成小儿肠胃易伤，所以不可食肥甘厚味等"发热难化之物"，应该吃清淡的白粥、熟菜等食物。这样不仅会让小儿身体健康，同时也可以培养儿童的品德。文中还对溺爱儿童的行为予以批判，认为这样不仅会让其身体多病，而且造成长大成人后身体柔弱而且没有毅力，"有疾则不能忌口以自养，居丧则不能食素以尽礼"，以致不仅是小节方面不谨慎，而且在品德操守上也有很大的问题。

『 原文 』

至于乳子①之母，尤宜谨节②。饮食下咽，乳汁便通。情欲动中，乳脉便应。病气到乳，汁必凝滞。儿得此乳，疾病立至。不吐则泻，不疮则热。或为口糜，或为惊搐，或为夜啼，或为腹痛。病之初来，其溺③必甚少，便须询问，随证调治。母安亦安，可消患于未形也。夫饮食之择，犹是小可④。乳母禀受⑤之厚薄，情性之缓急，骨相⑥之坚脆，德行之善恶，儿能速肖⑦，尤为关系⑧。或曰：可以已⑨矣！曰：未也。古之胎教，具在方册⑩，愚不必赘⑪。若夫胎孕致病，事起茫昧⑫，人多玩忽⑬，医所不知。儿之在胎，与母同体，得热则俱热，得寒则俱寒，病则俱病，安则俱安。母之饮食起居，尤当慎密。

东阳张进士次子二岁，满头有疮，一日疮忽自平，遂患痰喘。予视之曰：此胎毒也。慎勿与解利药。众皆愕然。予又曰：乃母孕时所喜何物？张曰：辛辣热物是其所喜。因口授一方，用人参、连翘、芎、连、生甘草、陈皮、芍药、木通，浓煎。沸汤入竹沥与之，数日而安。或曰：何以知之？曰：见其精神昏倦，病受得深，决无外感，非胎毒⑭而何？

予之次女，形瘦性急，体本有热，怀孕三月，适当夏暑口渴思水，时发小热，遂教以四物汤加黄芩、陈皮、生甘草、木通，因懒于煎煮。数贴而止。其后，此子二岁，疮痍遍身，忽一日其疮顿愈，数日遂成痎疟⑮。予曰：此胎毒也。疮若再作，病必自安。已而果然。若于孕时确守前方，何病之有？

又陈氏女八岁时得痫病，遇阴雨则作，遇惊亦作，口出涎沫，声如羊鸣。予视之曰：此胎受惊也。其病深痼，调治半年，病亦可安。仍须淡味以佐药功。与烧丹丸，继以四物汤入黄连，随时令加减，半年而安。

『 注释 』

①乳子：幼儿。

②谨节：小心节制。

③溺：尿。

④小可：稍好，尚可。

⑤禀受：受于自然的体性，禀赋。

⑥骨相：指人或动物的骨骼、形体、相貌。

⑦肖：仿效。

⑧关系：关键。

⑨已：停止。

⑩方册：简牍，书籍。

⑪愚：自称的谦辞。赘（zhuì 缀）：添增。

⑫茫昧：模糊不清。

⑬玩忽：对法令、职守等不严肃认真地对待。此指对胎孕致病不认真对待。

⑭胎毒：此指胎中禀受热毒。

⑮痎疟：疟疾的通称。

『按语』

这段文字探讨了两个问题：

（1）选择乳母：丹溪先生继承了孙思邈《备急千金要方》的观点，认为哺乳的妇女对小儿有直接的影响，乳母的情绪和身体状态变化会导致小儿的相应反应和疾病，因此治疗小儿疾病时要注意乳母的状态，同时进行调节。另外，乳母"禀受之厚薄，情性之缓急，骨相之坚脆，德行之善恶"，小儿都能受到影响。

（2）重视胎教：提出"儿之在胎，与母同体，得热则俱热，得寒则俱寒，病则俱病，安则俱安。母之饮食起居，尤当慎密"。同时列举了三个医案，其中的患儿的疾病都是由于母亲在怀孕期间饮食偏嗜、患病或者受惊吓而造成的，间接地论述了优生的重要性。

夏月伏阴在内论

天地以一元之气化生万物，根于中者曰神机，根于外者曰气血，万物同此一气，人灵于物，形与天地参而为三者，以其得气之正而通也。故气升亦升，气浮亦浮，气降亦降，气沉亦沉。人与天地同一橐籥①。子月一阳②生，阳初动也；寅月三阳③生，阳初出于地也，此气之升也。巳月六阳生，阳尽出于上矣，此气之浮也。人之腹属地气，于此时浮于肌表，散于皮毛，腹中虚矣。经曰：夏月经满，地气溢满，入经络受血，皮肤充实。长夏气在肌肉，所以表实，表实者里必虚。世言夏月伏阴在内，此阴字有虚之义，若作阴冷看，其误甚矣。或曰：以手扪④腹，明知其冷，非冷而何？前人治暑病，有玉龙丸、大顺散、桂苓丸、单煮良姜与缩脾饮用草果等，皆行温热之剂，何吾子不思之甚也？予曰春夏养阳。王太仆谓春食凉，夏食寒，所以养阳也。其意可见矣！若夫凉台水馆，大扇风车，阴水寒泉，果冰雪凉之伤，自内及外，不用温热，病何由安？详玩其意，实非为内伏阴而用之也。前哲又谓升降浮沉则顺之，寒热温凉则逆之。若于夏月火令之时，妄投温热，宁⑤免实实虚虚之患乎？或曰：巳月纯阳，于理或通，五月一阴⑥，六月二阴⑦，非阴冷而何？予曰：此阴之初动于地下也。四阳浮于地上，燔灼焚燎⑧，流金烁石⑨，何阴冷之有？孙真人制生脉散，令人夏月服之，非虚而何？

『注释』

①囊籥（tuó yuè 佗月）：古代冶炼时鼓风吹火的器具。此指动力、源泉。

②子月：据月建纪月，用十二地支和十二个月份相配纪月，从夏历正月到十二月，依次为寅、卯、辰、巳、午、未、申、酉、戌、亥、子、丑。子月当为十一月。下文寅月当为一月。巳月当为四月。一阳：指少阳。

③三阳：太阳。

④扪：摸。

⑤宁：难道。

⑥一阴：指厥阴。

⑦二阴：指少阴。

⑧燔灼焚燎：烧灼，焚烧。

⑨流金烁石：高温熔化金石，形容天气酷热。

『按语』

这段文字是关于"夏月伏阴在内"的解释，有人将其解释为阴冷在内，而丹溪认为阴是虚之意。其论述从天人合一的角度探讨。从汉代开始人们将《易经》六十四卦中"复""临""泰""大壮""夬""乾""姤""遯""否""观""剥""坤"这十二个卦称为"月卦"（也称"辟卦"）。以这十二个卦的阴阳爻，形象地结合一年四季十二个月的冷暖变化而去描述气候。"复"一阳配子月，"临"二阳配丑月，"泰"三阳配寅月，"大壮"四阳配卯月，"夬"五阳配辰月，"乾"六阳配巳月，"姤"一阴配午月，"遯"二阴配未月，"否"三阴配申月，"观"四阴配酉月，"剥"五阴配戌月，"坤"六阴配亥月，可形象地表明一年四季的寒暑变化、阴阳消长过程。人体也与之相应，在巳月即四月时，配乾卦，阳气尽出于上，人体之气"于此时浮于肌表，散于皮毛"，认为表实则里必虚。至于治疗暑病用温热之剂，丹溪以为在暑月病人过食寒凉所致疾病，非人体本身有阴冷。对于春夏养阳的理论，丹溪也认可王冰的理论认为春食凉，夏食寒，当夏季阳盛之时，毛孔张则汗出，阳气在外，此时若稍加寒以和之，寒主收引，则可以使阳不过于耗散，而达到护阳养阳的目的。

豆疮陈氏方论

读前人之书，当知其立言①之意。苟读其书，而不知其意，求适于用，不可得也。豆疮②之论，钱氏③为详，历举④源流经络，明分表里虚实，开陈⑤其施治之法，而又证以论辩之言，深得著书垂教之体⑥。学者读而用之，如求方圆于规矩⑦，较平直于准绳⑧，引而伸之，触类而长之，可为无穷之应用也。今人不知致病之因，不求立方之意，仓卒⑨之际，据证检方，漫尔⑩一试，设有不应，并其书而废之，不思之甚也。近因《局方》之教久行，《素问》之学不讲，抱疾谈医⑪者，类⑫皆喜温而恶寒，喜补而恶解利⑬，忽得陈氏方论，皆燥热补剂，其辞确，其文简，欢然用之，翕然⑭信之，遂以为钱氏不及陈氏远矣。或曰：子以陈氏方为不足欤？曰：陈氏方诚一偏论，虽然亦可谓善求病情者，其意大率归重于太阴一经。盖以手太阴属肺，主皮毛也，足太阴属脾，主肌肉。肺金恶寒而易于感，脾胃土恶湿而无物不受。观其用丁香、官桂，所以治肺之寒也；用附、术、半夏，所以治脾之湿也。使其肺果有寒，脾果有湿而兼有虚也，量而与之，中病则止，何伤之有⑮？今也不然，徒⑯见其疮之出迟者，身热者，泄泻者，惊悸者，气急者，渴思饮者，不问寒热虚实，率投木香散、异功散，间有偶中，随手获效，设或误投，祸不旋踵⑰。何者？古人用药制方，有向导⑱，有监制，有反佐⑲，有因用。若钱氏方固未尝废细辛、丁香、白术、参、芪等，率⑳有监制辅佐之药，不专务于温补耳！然其用凉寒者多，而于辅助一法，略开端绪㉑，未曾深及，痴人之前，不可说梦，钱氏之虑至矣。亦将以候达者扩充推广而用，虽然渴者用温药，痒塌㉒者用补药，自陈氏发之，迥出前辈，然其多用桂、附、丁香等燥热，恐未为适中也。何者？桂、附、丁香辈，当有寒而虚，固是的当㉓，虚而未必寒者，其为害当何如耶？陈氏立方之时，必有挟寒而豆疮者，其用燥热补之，固其宜也。今未挟寒而用一偏之方，宁不过于热乎？予尝会诸家之粹，求其意而用之，实未敢据其成方也，试举一二以证之。

从子㉔六七岁时患痘疮，发热，微渴，自利。一小方脉㉕视之，用木香散，每贴又增丁香十粒，予切疑焉。观其出㉖迟，固因自利而气弱；察其所下，皆臭滞陈积，因肠胃热蒸而下也。恐非有寒而虚，遂急止之，已投一贴矣。继以黄连解毒汤加白术，与十贴，以解丁香之热，利止疮亦出。其后肌常有微热，而手足生痛疮，与凉剂调补，逾月而安。

又一男子，年十六、七岁，发热而昏，目无视，耳无闻，两手脉皆豁大[27]而略数，知其为劳伤矣。时里中多发豆者，虽不知人，与药则饮，与粥则食，遂教参、芪、当归、白术、陈皮大料浓煎与之，饮至三十余贴，豆始出，又二十余贴，则成脓[28]泡，身无全肤。或曰：病势可畏，何不用陈氏全方治之？余曰：此但虚耳，无寒也。只守前方，又数十余贴而安。后询其病因，谓先四、五日恐有出豆之病，遂极力樵采[29]，连日出汗甚多，若用陈氏全方，宁无后悔？

至正甲申春，阳气早动，正月间，邑间痘疮不越[30]一家，卒投陈氏方，童幼死者百余人。虽由天数[31]，吾恐人事亦或未之尽也。

『注释』

①立言：立论。

②豆疮：天花。豆同"痘"。本文"陈氏方论"指南宋医家陈文中的《陈氏小儿痘疹方》。主张用辛温发散的方法治疗豆疮。

③钱氏：指宋代钱乙。主张用清凉解毒的方法治疗豆疮。

④历举：尽举。历：尽，遍。

⑤开陈：陈述。

⑥垂教：犹垂训。体：指体裁。

⑦规矩：校正圆形和方形的两种工具。

⑧准绳：测定平直的器具。准：测定平面的水准器。绳：量直线的墨线。

⑨仓卒：匆忙。卒，通"猝"。

⑩漫：随意，胡乱。尔：语气助词。

⑪抱疾谈医：指患病而去找医生。

⑫类：皆，大抵。

⑬解利：指泄利。

⑭翕然：一致的样子。

⑮何伤之有：有什么伤害呢？宾语前置。之，宾语前置的标志。

⑯徒：只，仅。

⑰不旋踵：同"不还踵"，来不及转身，比喻时间极短。

⑱向导：指使药。张介宾注："应君者谓之使，备通行向导之使也。"

⑲反佐：与君药相反而相助者，佐也。见明代何伯斋《医学管见》。

⑳率：都，一概。

㉑端绪：先例。

㉒痒塌：因虚而致的痘疹黑陷。痒：痈疮。

㉓的当：恰当。

㉔从子：侄儿。

㉕小方脉：儿科。此指儿科医生。

㉖出：指呼吸。

㉗豁大：虚大。

㉘脓：云林阁本作"浓"，据吴门德馨堂本改。

㉙樵采：打柴。

㉚越：远离。

㉛天数：指上天安排的命运。

『按语』

本文专题讨论宋代陈文忠《小儿痘疹方论》，认为其方"皆燥热补剂"，对于"肺果有寒，脾果有湿而兼有虚"的情况方可以应用；批评时医"喜温而恶寒，喜补而恶解利"，专用温热补剂；赞赏钱乙痘疹之论为"历举源流经络，明分表里虚实，开陈其施治之法，而又证以论辩之言，深得著书垂教之体"。丹溪又举两个医案论述：医案一，丹溪察其所下皆臭滞陈积，从而判断为肠胃热蒸，不是虚而有寒，而一医生妄用木香散，丹溪急止之，而以黄连解毒汤清利湿热，利止疮出，病证顺利。此案证明陈氏痘疹论治偏于温燥的弊病。医案二，为但虚无寒，丹溪大补气血而避用辛热之药，不用陈氏全方。文中最后记叙在当时时医"卒投陈氏方，童幼死者百余人"的恶果，再阐述妄用陈氏痘疹方，偏于温燥之害。

痛 风 论

气行脉外，血行脉内，昼行阳二十五度，夜行阴二十五度，此平人之造化①也。得寒则行迟而不及，得热则行速而太过。内伤于七情，外伤于六气，则血气之运，或迟或速而病作矣。彼痛风者，大率因血受热，已自沸腾②，其后或涉冷水，或立湿地，或扇取凉，或卧当风，寒凉外抟③，热血得寒，污浊凝涩，所以作痛。夜则痛甚，行于阴也，治法以辛热之剂，流散寒湿，开发腠理④，其血得行，与气相和，其病自安。然亦有数种治法稍异，谨书一二，以证予言。

『注释』

①造化：指气血自然运行。
②沸腾：指血气运行过快。
③抟（tuán 团）：结聚。
④腠理：肌肉和皮肤之间。

『按语』

丹溪居住之地为义乌，义乌气候湿热、人们嗜食酒肉厚味，因而有痛风病发生的条件。丹溪明确指出痛风的病因有三点：一是自身血分受热，再受风寒湿等诱因而致，与一般风湿病先从外感受六淫不同。"彼痛风者，大率因血受热，已自沸腾，其后或涉冷水，或立湿地，或扇取凉，或卧当风，寒凉外抟，热血得寒，污浊凝涩，所以作痛。夜则痛甚，行于阴也"。二是由于血热，又受寒凉，热血得寒，而污浊凝涩。三是其痛夜剧，是行于阴之故。在治法上，虽指出"以辛热之剂，流散寒湿，开发腠理"为主要方法，然亦有数种治法稍异，因此记载了三个医案。

『原文』

东阳傅文，年逾六十，性急作劳，患两腿痛甚，动则甚痛。予视之曰：此兼虚证，当补血温血，病当自安。遂与四物汤加桃仁、陈皮、牛膝、生甘草煎，入生姜，研潜行散①，热饮，三、四十贴而安。

又朱宅阃内②，年近三十，食味甚厚，性躁急，患痛风，挛缩数月，医祷③不应。予视之曰：此挟痰与气证，当和血疏气导痰，病自安。遂以潜行散入生甘草、牛膝、炒枳壳、通草、陈皮、桃仁、姜汁煎服，半年而安。

又邻鲍六，年二十余，因患血痢，用涩药取效，后患痛风，叫号撼④邻。予视之曰：此恶血入经络证。血受湿热，久必凝浊，所下未尽，留滞隧道⑤，所以作痛。经久不治，恐成偏枯。遂与四物汤加桃仁、红花、牛膝、黄芩、陈皮、生甘草煎，入生姜，研潜行散，入少酒饮之数十贴。又与刺委中，出黑血近三合⑥而安。

或曰：比见邻人用草药研酒饮之不过数贴，亦有安者，如子之言类皆经久取效，无乃太迂缓⑦乎？予曰：此劫病草药，石上采石丝为之君，过山龙等佐之，皆性热而燥者，不能养阴，却能燥湿。病之浅者，湿痰得燥即开，热血得热则行，亦可取效。彼病深而血少者，愈劫愈虚，愈劫愈深，若朱之病是也。子以

我为迁缓乎⑦

『注释』

①潜行散：指单味黄柏。黄柏善清上焦血热，并可潜行散入血分（黄柏酒浸焙干研细末）。

②阃（kun捆）内：指妻室。

③医祷：求医。宾语前置。

④撼：动。

⑤隧道：经络。

⑥合（gě葛）：量词，一升的十分之一。

⑦迁缓：迟滞，缓慢。

『按语』

从所举三个病例看，一是六十多岁男性病人患虚寒证，治以补血温血，以四物汤加桃仁、牛膝、陈皮、生甘草，入生姜、黄柏。二是年近三十岁女性病人，因食肥甘厚味，性情急躁，挛缩数月，诊为挟痰与气证，当和血疏气导痰，以黄柏、生甘草、牛膝、炒枳壳、通草、陈皮、桃仁、姜汁煎，半年而安。三是二十多岁的男子，痢后患痛风，诊为恶血入经络，血受湿热，久必凝浊，留滞隧道，所以作痛，用四物汤加桃仁、红花、牛膝、黄芩、陈皮、生甘草，入生姜、黄柏。病例一与病例三所用药物基本都是四物汤加活血通络药，病例二明确指出是饮食肥甘，其治不用导滞药，而用活血通络、理气药。这三个病例都用黄柏、生甘草，其特点是苦寒燥湿，清热解毒，这与丹溪所说"湿热相火为甚"的论点是一致的。

疟 疟 论

《内经》谓：夏伤于暑，秋伤于风，必有痎疟。痎疟，老疟也。以其隔两日一作，缠绵不休，故有是名。前贤具有治法，然皆峻剂。有非禀受怯弱，与居养所移者所宜用也。惟许学士方有用参、芪等补剂，而又不曾深论，后学难于推测。因见近年以来，五十岁以下之人，多是怯弱者，况嗜欲纵恣，十倍于前。以弱质而得深病，最难为药。始悟常山、乌梅、砒丹等为劫痰之剂，若误用之，轻病为重，重病必死。何者？夫三日一作，阴受病也。作于子、午、卯、酉日，少阴疟也；作于寅、申、巳、亥日，厥阴疟也；作于辰、戌、丑、未日，太阴疟也。疟得于暑，当以汗解。或凉台水阁，阴木冷地，他人挥扇，泉水澡浴，汗不得泄，郁而成痰。其初感也，胃气尚强，全不自觉。至于再感，懵然①无知，又复恣意饮食，过分劳动，竭力房事，胃气大伤，其病乃作。深根固蒂，宜其难愈。病者欲速愈，甘辛峻剂，医者欲急利②，遽③便将投。殊不知感风、感暑，皆外邪也，当以汗解。所感既深，决非一二升汗可除。亦有胃气少回，已自得汗，不守禁忌，又复触冒，旧邪未去，新邪又感，展转④沉滞，其病愈深。况来求治者，率皆轻试速效，劫病之药，胃气重伤，吾知其难免于祸矣。由是甘为迟钝，范我驰驱⑤，必先以参、术、陈皮、芍药等补剂，辅以本经之药，惟其取汗。若得汗而体虚，又须重用补剂以助之，俟汗出通身，下过委中，方是佳兆。仍教以淡饮食，省⑥出入，避风就温，远去帷薄，谨密调养，无有不安。若感病极深，虽有大汗，所感之邪，必自脏传出至腑，其发也必乱而失期⑦，亦岂是佳兆？故治此病，春夏为易，秋冬为难，非有他也，以汗之难易为优劣也。或曰：古方用砒丹、乌梅、常山得效者不为少，子以为不可用乎？予曰：腑受病者浅，一日一作，间一日一作者，是胃气尚强，犹可与也。彼三日一作者，病已在脏矣，在脏者难治。以其外感犹可治也，而可用劫药以求速效乎？

前岁宪金詹公，禀甚壮、形甚强、色甚苍，年近六十，二月得痎疟，召我视之。知其饫于醲肥⑧者，告之曰：须远色食淡，调理浃月⑨，得大汗乃安。公不悦。一人从旁曰：此易耳，数日可安。与劫药三五贴，病退，旬日后又作，又与又退，绵延至冬，病犹未除，又来求治。予知其久得药，痰亦少，惟胃气未完，又天寒汗未透，遂以白术粥和丸与二斤，令其遇饥时且未食，取一二百丸，以热汤下，只与白粥调养，尽此药，当大汗而安。已而果然。如此者甚多，但药略有加减，不必尽述。

『注释』

①懵（měng 猛）然：不明。

②急利："急功近利"的缩语。

③遽：迅速，急忙。

④展转：反复，变化。

⑤范我驰驱：使我的驱驰规范。范，使动用法，使……规范。语出《孟子》。此指使我的用药规范。

⑥省：减少。

⑦失期:不按规定的日期。此指紊乱。

⑧饫(yù)于醲(nóng)肥:饱食肥美食品。饫,饱食。醲,肥。

⑨浃月:两月。

『 按语 』

本段专论疟疾,体现了丹溪在疟疾的病因病机、治则、调养等方面的观点。丹溪认为疟疾病因为暑与风,使病人汗不得泻,郁而成痰。丹溪认为五十岁以下之人体质多怯弱而且"嗜欲纵恣,十倍于前",在患病之初没有察觉,"又复恣意饮食,过分劳动,竭力房事,胃气大伤",治疗的时候又妄用甘辛峻剂,为"弱质而得深病,最难为药"。治疗时"当以汗解",若胃气大伤或得汗体虚者,要用补剂相助,大汗之后才能治愈。病后的调养要"淡饮食,省出入,避风就温,远去帷薄,谨密调养"。本文中举宪金詹公的医案,病人为过食肥甘生痰得疟,多次服用劫药,使病情迁延日久,幸而病人体质强壮,祛痰已尽。丹溪以白术补养胃气,正气充足,后大汗而愈。

病邪虽实胃气伤者勿使攻击论

凡言治国者,多借医为谕,仁哉斯言①也!真气,民也;病邪,贼盗也。或②有盗贼,势须剪除而后已③。良相良将,必先审度兵食之虚实,与时势之可否,然后动。动涉轻妄,则吾民先困于盗,次困于兵,民困而国弱矣。行险侥幸,小人所为,万象森罗④,果报昭显,其可不究心⑤乎?请举一二以为凡例。

永康吕亲,形瘦色黑,平生喜酒,多饮不困,年近半百,且有别馆⑥。忽一日,大恶寒发战,且自言渴,却不饮。予诊其脉大而弱,惟右关稍实略数,重取则涩。遂作酒热内郁,不得外泄,由表热而不虚也。黄芪一物,以干葛汤煎与之,尽黄芪二两,干葛一两,大得汗,次早安矣。

又叶先生患滞下⑦,后甚逼迫⑧,正合承气证。予曰:气口⑨虚,形虽实而面黄稍白,此必平昔食过饱而胃受伤。宁忍⑩一两日辛苦,遂与参、术、陈皮、芍药等补药十余贴。至三日后,胃气稍完,与承气两贴而安。苟不先补完胃气之伤,而遽行承气,吾恐病安之后,宁⑪免瘦惫乎!

又一婢,色紫稍肥,性沉多忧,年近四十,经不行三月矣。小腹当中有一气块,初起如栗,渐如炊饼⑫。予脉之,两手皆涩,重取却有。试令按其块痛甚,扪⑬

之高半寸，遂与千金消石丸。至四五次，彼忽自言乳头黑且有汁，恐有娠。予曰：非也，涩脉无孕之理。又与三五贴，脉之稍觉虚豁^⑭。予悟曰：药太峻矣，令止前药，与四物汤倍加白术^⑮，佐以陈皮。至三十贴，候脉完再与消石丸。至四五次，忽自言块消一晕^⑯，便令莫服。又半月，经行痛甚，下黑血半升，内有如椒核数十粒，乃块消一半，又来索药，以消余块。余晓之曰：勿性急。块已开矣，不可又攻。若次月经行当尽消矣。次月经行，下少黑血块，又消一晕，又来问药。余曰：但守禁忌，至次月必消尽。已而果然。大凡攻击之药，有病则病受之。病邪轻而药力重，则胃气受伤。夫胃气者，清纯冲和之气也，惟与谷、肉、菜、果相宜。盖药石皆是偏胜之气，虽参、芪辈为性亦偏，况攻击之药乎？此妇胃气自弱，好血亦少，若块尽而却药，胃气之存者几希矣！议论此至，医云乎哉？

『注释』

①仁哉斯言：主谓倒装。正常语序是"斯言仁哉"。

②或：倘若，假使。

③已：停止。

④万象森罗：纷然罗列的各种事物和现象。

⑤其：怎么。究心：专心研究。

⑥别馆：别墅，此当指外室。

⑦滞下：古病名，痢疾。

⑧后甚逼迫：指里急后重甚迫。

⑨气口：寸口。

⑩宁忍：忍耐。

⑪宁：难道。

⑫炊饼：蒸饼。

⑬扪：摸。

⑭虚豁：虚空。

⑮术：云林阁本为"木"，据吴门德馨堂本改。

⑯一晕：一圈。晕，日月周围的光圈。

『按语』

本段丹溪提出了病邪实当先顾护脾胃的思想。列举三个医案加以说明。

案一病人寒战大发，渴而不饮，先生断为酒热内郁不得外泄，但病者形体消瘦，脉大而弱，胃气已败，若重发其汗，恐汗不得出；若清泄其酒热，恐胃气受伤，汗之不可，下之不可，遂用黄芪配葛根，健脾助汗，汗出而邪去，邪去则正安矣。从此案得出，邪气虽实，而胃气伤者，可扶正祛邪，攻补兼施，药宜轻灵，味宜冲和，黄芪配葛根，辛凉味甘，益气透表，养胃生津，毫无伤胃之弊，真可谓平淡之中见奇功也。

案二叶先生患下痢，里急后重甚迫，予承气汤泻之必伤胃气，恐痢不止而中气伤形成坏病，故先补后攻，分步治之，果见效验。

案三婵女初诊并无虚象，投千金消石丸后，攻之不下，出现似有孕之体，先生才悟攻之太峻，反伤气血，即令停药，用四物汤倍用白术，健脾补血活血。服十贴后脉象复还正常，再投前药而愈。从此验案全过程看，其验有三：一是祛邪攻下之剂，服后已伤正气，应当即停药；二是对气血俱虚，久积不愈者，当先补气养血，不可操之过急，必须待气血得复，方可再攻。三是再用攻法当避免重蹈覆辙，中病即止。

治病先观形色然后察脉问证论

经曰：诊病^①之道，观人勇怯、肌肉、皮肤，能知其情，以为诊法也。凡人之形，长不及短，大不及小，肥不及瘦。人之色，白不及黑，嫩不及苍，薄不及厚。而况肥人湿多，瘦人火多，白者肺气虚，黑者肾气足。形色既殊，脏腑亦异。外证虽同，治法迥别。所以肥人责^②脉浮，瘦人责脉沉，躁人疑^③脉缓，缓人^④疑脉躁，以其不可一概观也。试陈一二，可以例推。

东阳陈兄，露筋，体稍长，患体虚而劳，头痛，其至有诀别之言。余察其脉弦而大带数，以人参、白术为君，川芎、陈皮为佐，至五、六日未减，众皆讶之，以药之不对也。余曰：药力有次第矣，更少俟^⑤一二宿，当自安。忽其季^⑥来问曰：何不少加黄芪？予笑不答。又经一宿，忽自言病顿愈。予脉之，觉指下稍盛。又半日，病者言膈上满，不觉饥，视其腹纹已隐矣。予曰：夜来药中莫加黄芪否？曰：然。止^⑦与三贴。遂速与二陈汤加厚朴、枳壳、黄连，以泻其卫，三贴而安。

又浦江义门郑兄，年二十余，秋间大发热，口渴，妄言妄见，病似邪鬼，七八日后召我治。脉之两手，洪数而实，视其形肥，面赤带白，却喜露筋，脉本不实，凉药所致。此因劳倦成病，与温补药自安。曰：柴胡七、八贴矣。以黄芪附子汤，冷与之饮。三贴后，困倦鼾睡，微汗而解，脉亦稍软。继以黄芪白术汤，至十日，脉渐收敛而小，又与半月而安。夫黄芪补气药也。此两人者，一则气虚，一则气实，便有宜不宜存焉，可不审乎！

『注释』

①病：原作"脉"，据《素问·经脉别论》改。

②责：求。此指追究脉象反常的原因。《古今医统正脉全书》本作"贵"。《景岳全书·道集脉神章下》曰："肥人责浮，瘦人责沉。肥人当沉今反浮，瘦人当浮今反沉，故责之。"下文"责"意与此同。

③躁人：性急之人。疑：惊恐，害怕。《备急千金要方》曰："人乐而脉实，人苦而脉虚，性急而脉缓，性缓而脉躁……此皆为逆，逆则难治。"

④缓人：性慢之人。

⑤少俟：稍等。

⑥季：兄弟姐妹中排行最小的。此指其弟。

⑦止：只。丹参急予二陈汤加减，泻其卫气而安。

『按语』

丹溪提出治病先观形色然后察脉问证的方法，其原因是"形色既殊，脏腑亦异。外证虽同，治法迥别"。作者列举两个医案说明。

案一病人形体消瘦，筋骨暴露，脉弦而大数，虽病人体虚而劳，但气实，故用人参、白术补虚，以陈皮、川芎行滞。而病者擅用黄芪，出现膈上满不觉饥，则气已过实。

案二病人发热口渴，妄言妄见，病似邪鬼，粗粗看来似乎热盛阳明，火扰神明之证，可观其形体肥胖，面红而带白，肥人者多气虚阳衰，面红而白者似虚阳上浮，此乃少阴戴阳证，用黄芪附子汤冷服，热药冷饮，直趋病所。三贴而安，此案若不重视形色之诊察，必复前医过用寒凉之错，医者善呼！

大病不守禁忌论

病而服药，须守禁忌，孙真人《千金方》言之详矣。但不详言所以守禁忌之由，敢①陈其略，以为规戒。夫胃气者，清纯冲和之气，人之所赖以为生者也。若谋虑神劳，动作形苦，嗜欲无节，思想不遂②，饮食失宜，药饵违法③，皆能致伤。既伤之后，须用调补，恬不知怪④，而乃恣意犯禁，旧染之证，尚未消退，方生之证，与日俱积。吾见医药将日不暇给⑤，而伤败之胃气，无复完全之望，去死近矣。

予族叔⑥形色俱实，痎疟又患痢，自恃强健能食，绝无忌惮⑦。一日召我曰：我虽病，却健而能食，但苦汗出耳，汝能止此汗否？予曰：痎疟非汗出不能愈也，可虑者正在健与能食耳！此非痢也。胃热善消，脾病不化，食积与病势已甚矣。此时节择饮食以养胃气，省出入以避风寒，候汗透而安。叔曰：世俗谓无饱死痢，我今能食，何谓可虑？余曰：痢而能食者，知胃气未病也，故言不死，非谓恣食不节择者。不从所言，恣口大嚼，遇渴又多啖⑧水果，如此者月余后，虽欲求治，不可著手⑨矣，淹淹⑩又月余而死。《内经》以骄恣不伦⑪于理为不治之病，信哉！

又周其姓者，形色俱实，患痢善食而易饥，大嚼不择者五日矣。予责之曰：病中当调补自养，岂可滋味戕贼！遂教之只用熟萝卜吃粥耳，少与调治，半月而安。

『注释』

①敢：谦辞，冒昧。
②思想不遂：指所思所想不能实现。遂，实现。
③药饵违法：指服药违背正确方法。药，名词活用作动词，服用。
④恬不知怪：安然处之，不以为怪。
⑤日不暇给（jǐ 几）：形容事物繁忙，没有空闲。此指医事繁忙。
⑥族叔：指同族中与父同辈而年少于父者。
⑦忌惮：顾虑畏惧。
⑧啖：吃。
⑨著（zhuō 捉）手：动手治疗。
⑩淹淹：气息微弱，濒于死亡。
⑪伦：名词活用作动词，讲道理。"骄恣不论于理，一不治也"（《史记·扁鹊仓公列传》）。

『按语』

丹溪进一步阐述"胃为后天之本"的思想："胃气者，清纯冲和之气，人之所赖以为生者也"；提出病后当调补胃气，遵守禁忌，否则去死近矣。丹溪列举两个病案说明。

案一病者初起无胃虚之象，而是胃热善消，虽能食自强，但下痢不止，乃脾病不化，食积与病势均重，只有节食以保胃气，使脾运化津，才能助汗透表祛邪，可病者不听劝阻，果数月而死。先生立此案告诫后学，医者治病，以胃气为本，还当注意饮食禁忌，否则可治之病，有可能变为不治之证矣。

案二病因病机与案一同，由于听从医者的治疗，遵守禁忌，护养胃气，病愈。

虚病痰病有似邪祟论

血气者，身之神也。神既①衰乏，邪因而入，理或有之。若夫血气两亏，痰客②中焦，妨碍升降，不得运用③，以致十二官各失其职，视听言动皆有虚妄④。以邪治之，其人必死，吁哉冤乎！谁执其咎？

宪幕之子傅兄，年十七八，时暑月，因大劳而渴，恣饮梅浆⑤，又连得大惊三四次，妄言妄见，病似邪鬼。诊其脉，两手皆虚弦而带沉数。予曰：数为有热，虚弦是大惊，又梅酸之浆郁于中脘，补虚清热，导去痰滞，病乃可安。遂与人参、白术、陈皮、茯苓、芩、连等浓煎汤，入竹沥、姜汁，与旬日未效，众皆尤药之不审⑥。余脉之，知其虚之未完，与痰之未导也，仍与前方，入荆沥，又旬日而安。

外弟岁一日醉饱后，乱言，妄语妄见，询之，系伊⑦亡兄附体，言生前事甚的⑧。乃叔⑨在边叱之。曰：非邪，食腥与酒太过，痰所为耳！灌盐汤一大碗，吐痰一二升，汗因大作，困睡一宵而安。

又金氏妇壮年，暑月赴筵归，乃姑询⑩其坐次失序，遂赧然⑪自愧，因成此病。言语失伦⑫，其中又多间⑬一句曰：奴奴⑭不是。脉皆数而弦。余曰：此非邪，乃病也。但与补脾清热导痰，数日当自安。其家不信，邀数巫者喷水而咒之，旬余而死。或问曰：病非邪而邪治之，何遽至于死？余曰：暑月赴宴，外境蒸热，辛辣适口⑮，内境郁热，而况旧有积痰，加之愧闷，其痰与热何可胜言。今乃惊以法尺⑯，是惊其神而血不宁也；喷以法水⑰，是审其体，密其肤，使汗不得泄也。汗不泄，则蒸热内燔；血不得宁，则阴消而阳不能独立也，不死何俟？或曰：《外台秘要》有禁咒⑱一科，庸可废乎？予曰：移精变气⑲乃小术耳，可治小病。若内有虚邪，外有实邪，当用正大之法，自有成式⑳，昭然㉑可考。然符水惟膈上热痰，一呷㉒凉水，胃热得之，岂不清快，亦可取安。若内伤而虚，与冬严寒，符水下咽，必冰胃而致害。彼郁热在上，热邪在表，须以汗解，率得清冷，肤腠固密，热何由解？必致内攻，阴阳离散，血气乖争㉓，去死为近。

『注释』

①既：已经。

②客：停留。

③运用：运行。

④虚妄：荒诞无稽。

⑤梅浆：酸梅汁。

⑥尤：责备，怪罪。审：慎重。

⑦系：是。伊：他的。

⑧的：明白。

⑨乃叔：他的叔叔。乃，他的。下文"乃姑"之"乃"义与此同。

⑩询：同"讯"。诘问。

⑪赧（nǎn）然：惭愧脸红的样子。

⑫失伦：没有次序。

⑬间：间杂，夹杂。

⑭奴奴：犹奴家。妇女自称。

⑮适口：入口。

⑯法尺：指道士、巫师驱鬼用的桃木长枝。

⑰法水：巫师自诩能除病驱邪的水。

⑱禁咒：以真气、符咒等治病邪，克异物、禳灾害的一种法术。

⑲移精变气：指一种转移、改变病人精神状态，达到治疗疾病目的的方法。语出《素问·移精变气论》。

⑳成式：一定的格式。此指一定的治疗法则。

㉑昭然：明白的样子。

㉒呷（xiā 虾）：喝。

㉓乖争：纷争。

『按语』

　　本段论述由于血气两亏，痰客中焦而造成的疾病往往有精神上的症状如胡言妄见等，被迷信的人见到以为是邪鬼作祟，胡乱找巫师治疗造成病人死亡。文中举三个医案为例：案一为病人暑月过饮寒凉又遇惊吓，造成痰饮郁于中脘，妄言妄见，丹溪用"补虚清热，导去痰滞"而治愈。案二为病人醉饱后胡言说自己是已去世的兄长附体，其叔叔知其为过食酒肉荤腥，为痰所致，用盐汤吐出痰，病愈。案三是病人暑月赴宴，旧有痰积，又加上心中有愧疚所致的病证，而家属不听医生的诊断，让巫师喷水念咒，结果造成了病人死亡。《素问·五脏别论》言：拘于鬼神者不可与言至德。因为迷信不相信医学而致贻误病情，甚至病人死亡的情况在历史上不知凡几。这段文字对于现代也有其现实意义。

面鼻得冷则黑论

诸阳聚于头，则面为阳中之阳。鼻居面中央，而阳明起于頞①中，一身之血运到面鼻，到面鼻阳部，皆为至清至精之血矣。酒性善行而喜升，大热而有峻急之毒。多酒之人，酒气熏蒸，面鼻得酒，血为极热，热血得冷，为阴气所抟②，污浊凝结，滞而不行，宜其先为紫，而后为黑色也。须用融化滞血，使之得流，滋生新血，可以运化，病乃可愈。予为酒制四物汤，加炒片茯苓、陈皮、生甘草、酒红花，生姜煎，调五灵脂末饮之，气弱者加酒黄芪，无有不应者。

『注释』

①頞（è 饿）：鼻梁。
②抟（tuán 团）：聚集。

『按语』

本段论述多饮酒的人，由于酒气熏蒸至面鼻，使其血极热，又得冷"为阴气所抟"，血凝滞而不行，先为紫后转变为黑色。丹溪予酒制四物汤疗之，使滞血得流，新血滋生。

胎 自 堕 论

阳施阴化，胎孕乃成。血气虚损，不足荣养，其胎自堕。或劳怒伤情，内火便动，亦能堕胎。推原①其本，皆因于热。火能消物，造化自然，《病源》乃谓风冷伤于子脏②而堕，此未③得病情者也。

予见贾氏妇，但有孕至三个月左右必堕。诊其脉，左手大而无力，重取则涩，知其少血也。以其妙年，只补中气，使血自荣。时正初夏，教以浓煎白术汤下黄芩末一钱，服三四十贴，遂得保全而生。因而思之，堕于内热而虚者，于理为多。曰热曰虚，当分轻重，好生之工，幸④毋轻视。

『 注释 』

①推原：从本原上推究。

②《病源》：指《诸病源候论》。子脏：子宫。

③未：云林阁本后有"末"，据吴门德馨堂本删。

④幸：希望。

『 按语 』

丹溪纠正《诸病源候论》关于"风冷伤于子脏"造成堕胎的理论，认为虚和热是堕胎的根本病因。丹溪以治疗贾氏妇习惯流产的医案为例，以浓煎白术汤下黄芩末补中气疗其血虚。

难 产 论

世之难产者，往往见于郁闷安佚①之人，富贵奉养之家，若贫贱辛苦者无有也。方书止有瘦胎饮一论，而其方为湖阳公主作也，实非极至之言。何者？见有此方，其难自若。予族妹②苦于难产，后遇胎孕，则触而去之，余甚悯焉③。视其形肥而勤于针指④，构思旬日，忽自悟曰：此正与湖阳公主相反。彼奉养之人，其气必实，耗其气使和平，故易产。今形肥知其气虚，久坐知其不运，而其气愈弱，久坐胞胎因母气不能自运耳。当补其母之气，则儿健而易产。今其有孕至五六个月，遂于大全方紫苏饮加补气药，与十数贴，因得男而甚快。后遂以此方，随母之形色性禀，参以时令加减与之，无不应者，因名其方曰大达生散。

『 注释 』

①安佚（yì 易）：安乐舒适。

②族妹：指同族同辈中年少之妹。

③焉：代词，代其族妹。

④针指：针线活。

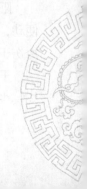

『按语』

丹溪从临床实际出发，知难产由于气虚且久坐而致，创制益气养血顺胎达生的大达生散，解决了妇科难产的大问题，造福无限。

难产胞损淋沥论

常见尿胞因收生①者不谨，以致破损而得淋沥病，遂为废疾②。一日有徐姓妇，壮年得此，因思肌肉破伤，在外者且可补完，胞虽在腹，恐亦可治。遂诊其脉，虚甚。曰：难产之由，多是气虚，难产之后，血气尤虚，试与峻补。因以参、术为君，芎、归为臣，桃仁、陈皮、黄芪、茯苓为佐，而煎以猪羊胞中汤，极饥时饮之，但剂率③用一两，至一月而安。盖是气血骤长，其胞自完。恐稍迟缓，亦难成功。

『注释』

①尿胞：膀胱。胞，通"脬"。收生：接生。
②废疾：指有残疾而不能做事。
③率：一概，都。

『按语』

本段以一个医案为例论述胞损，为在接生时不谨慎导致膀胱受损而小便失禁，病机为气血虚弱，以大补疗之而愈。

胎妇转胞病论

转胞①病，胎妇之禀受弱者，忧闷多者，性急躁者，食味厚者，大率有之。古方皆用滑利疏导药，鲜②有应效。因思胞为胎所堕，展在一边，胞系了戾③不通耳。胎若举起，悬在中央，胞系得疏，水道自行，然胎之坠下，必有其由。一日吴宅宠人患此，脉之两手似涩，重取则弦，然左手稍和。余曰：此得之忧患。涩为血少气多，弦为有饮，血少则胞弱而不能自举，气多有饮，中焦不清而溢，则胞之所避而就下，故坠。遂以四物汤加参、术、半夏、陈皮、生甘草、生姜，空心饮，随以指探喉中，吐出药汁，俟少顷④气定，又与一贴，次早亦然。如是与八贴而安。此法未为的确，恐偶中耳！后又历用数人亦效，未知果如何耶！仲景云：妇人本肥盛且举自满，全羸瘦且举空减，胞系了戾，亦致胞转。其义未详，必有能知之者。

『注释』

①转胞：又称"胞转"，病名。脐下急痛，小便不通之证。胞，通"脬"，膀胱。

②鲜：少。

③胞系了戾：指膀胱气化功能反常，导致脐下急痛，小便淋沥不通的病机。胞系，通指泌尿系统。了戾，反转不顺。

④少顷：一会儿。

『按语』

本段论述转胞病，转胞即为妊娠胎压膀胱尿不得出，大多是因为子宫离位，或者脱垂，或者有肿物，或者因为妊娠压迫膀胱、尿道所致。丹溪认为病人多为身体弱、性情忧郁者，病机为血少气多而有水饮，以致"胞弱而不能自举""胎若举起，悬在中央，胞系得疏，水道自行"。本文中之医案，丹溪以四物汤加减补气养血治疗，同时以吐法升提其气，用药八贴病愈。

乳 硬 论

乳房，阳明所经；乳头，厥阴所属。乳子之母，不知调养，怒忿所逆，郁闷所遏，厚味所酿，以致厥阴之气不行，故窍不得通，而汁不得出。阳明之血沸腾，故热甚而化脓。亦有所乳之子，膈有滞痰，口气焮①热，含乳而睡，热气所吹，遂生结核②。于初起时，便须忍痛，揉令稍软，吮令汁透，自可消散。失此不治，必成痈疖。治法：疏厥阴之滞以青皮，清阳明之热细研石膏，行污浊之血以生甘草之节，消肿导毒以瓜蒌子，或加没药、青橘叶、皂角刺、金银花、当归，或汤或散，或加减随意消息③，然须以少酒佐之。若加以艾火两三壮④于肿处，其效尤捷。彼庸工喜于自炫，便用针刀引惹⑤拙痛，良可⑥哀悯！若夫不得于夫，不得于舅姑，忧怒郁闷，昕夕⑦积累，脾气消阻，肝气横逆，遂成隐核，如大棋子，不痛不痒，数十年后方为疮陷，名曰奶岩，以其疮形嵌凹似岩穴也，不可治矣。若于始生之际，便能消释病根，使心清神安，然后施之以治法，亦有可安之理。予族侄妇年十八时，曾得此病，察其形脉稍实，但性急躁，伉俪自谐，所难者后姑耳。遂以《本草》单方青皮汤，间以加减四物汤，行以经络之剂，两月而安。

『注释』

①燣（xìn 信）：烧灸。

②结核：指凝结在一块固体核的周围而形成的球状物。

③消息：变化。

④艾火：指艾灸。壮：艾灸一灼为一壮。

⑤引惹：招惹。

⑥良：确实。可：值得。

⑦昕夕：朝暮。指终日。

『按语』

本段论述乳硬及乳岩。乳硬即乳痈，多因乳母不知调养所致，愤怒、郁闷、多食肥甘厚味，以致厥阴之气不行，乳汁不通。或者是所乳之子膈有滞痰，含乳而睡，热气所吹造成的。初起之时，忍痛揉之令软，吸吮让乳汁通透，自然痊愈。后期治疗：以青皮疏厥阴之滞，细研石膏清阳明之热，以生甘草之节行污浊之血，以瓜蒌子消肿导毒，加减化裁。

乳岩为妇女因愤怒郁闷，日久脾气消阻，肝气横逆所致。早期若能调理情志，使心清神安，加以治疗可以痊愈，否则数十年之后发为恶性疾病导致不治。丹溪举一早期乳岩医案，病人身体壮实，性情急躁，治疗以青皮疏肝郁，加减四物汤养血疏肝，宣通经络。

受 胎 论

成胎以精血之后先分男女者，褚澄之论，愚切惑焉。后阅李东垣之方，有曰：经水断后一二日，血海始净，精胜其血，感者成男；四五日后，血脉已旺，精不胜血，感者成女，此确论也。《易》曰：乾道成男，坤道成女。夫乾坤，阴阳之情性也；左右，阴阳之道路也；男女，阴阳之仪象也。父精母血因感而会，精之施也。血能摄精成其子，此万物资始于乾元也；血成其胞，此万物资生于坤元也。阴阳交媾，胎孕乃凝，所藏之处，名曰子宫。一系在下，上有两岐，一达于左，一达于右。精胜其血，则阳为之主，受气于左子宫而男形成；精不胜血，则阴为之主，受气于右子宫而女形成。或曰：分男分女，吾知之矣。男不可为父，女不可为母，与男女之兼形者，又若何而分之耶？余曰：男不可为父，得阳气之亏者也；女不可为母，得阴气之塞者也。兼形者，由阴为驳气所乘而成，其类不一。以女函男有二，一则遇男为妻，遇女为夫；一则可妻而不可夫。其有女具男之全者，此又驳之甚者。或曰：驳气所乘，独见于阴，而所乘之形，又若是之不同耶？予曰：阴体虚，驳气易于乘也。驳气所乘，阴阳相混，无所为主，不可属左，不可属右，受气于两岐之间，随所得驳气之轻重而成形，故所兼之形，有不可得而同也。

『按语』

此段丹溪以阴阳交媾、精血相感解释如何受胎形成男女，同时又讨论了男女先天缺陷不能生育的原因，以及出现一身两性的原因。不过，丹溪认为子宫有两个是其解剖学上的误解。

人迎气口论

六阳六阴脉，分属左右手。心、小肠、肝、胆、肾、膀胱在左，主血；肺、大肠、脾、胃、命门、三焦在右，主气。男以气成胎，故气为之主；女以血成胎，故血为之主。若男子久病，气口充于人迎者，有胃气也，病虽重可治；女子久病，人迎充于气口者，有胃气也，病虽重可治。反此者逆。或曰：人迎在左，气口在右，男女所同，不易之位也。《脉法》赞曰：左大顺男，右大顺女，何子言之悖耶？曰：《脉经》一部，王叔和谆谆于教医者，此左右手以医者为主而言，若主于病者，奚止[1]千里之谬！

『注释』

[1]奚止：何止。

『按语』

本段为丹溪对于人迎和气口脉的见解。对于人迎和气口的说法古来有二：一认为人迎为喉结两旁颈动脉搏动的部位，气口即寸口脉；二认为皆为寸口脉，左为人迎，右为气口。而丹溪秉承《脉经》认为人迎主血为左手脉，气口主气为右手脉。在诊病时认为男子久病时右手脉大于左手脉为有胃气，易治，相反则难治；女子久病时左手脉大于右手脉为有胃气，易治，相反则难治。而一般以为《脉法》中讲左手脉大于右手脉时，男性病人病情比较顺利；右手脉大于左手脉时，女性病人病情比较顺利。丹溪所论正好相反。丹溪认为《脉经》中所言的左右为医生的左右，即医生诊病时面对病人，其左右与病人正好相反，不可误以为是病人的左右。

春 宣 论

　　春，蠢也。阳气升浮，草木萌芽，蠢然而动。前哲谓春时人气在头，有病宜吐。又曰：伤寒大法，春宜吐，宣之为言①扬也。谓吐之法，自上出也。今之世俗，往往有疮痍者，膈满者，虫积者，以为不于春时宣泻以毒药②，不可愈也。医者遂用牵牛、巴豆、大黄、枳壳、防风辈为丸，名之曰春宣丸，于二月、三月服之，得下利而止。于初泻之时，脏腑得通，时暂轻快。殊不知气升在上，则在下之阴甚弱，而用利药戕贼其阴，其害何可胜言！况仲景用承气汤等下药，必有大满大实坚，有燥屎转失气③下逼迫，而无表证者，方行此法。可下之证未悉具，犹须迟以待之。泄利之药，其④可轻试乎？

　　余伯考⑤形肥骨瘦，味厚性沉，五十岁轻于听信，忽于三月半赎⑥春宣丸一贴，服之下两三行⑦，每年率以为常。至五十三岁时，七月初炎热之甚，无病暴死，此岂非妄认春宣为春泻而致祸耶？自上召下曰宣，宣之一字，吐也明矣。张子和先生已详论之，昔贤岂妄言哉？详之审订无疑。后之死者，又有数人，愚故表⑧而出之，以为后人之戒！

『 注释 』

①之为言：训诂术语，说的是。

②毒药：指药性峻猛的药物。

③转失气：证名。肠中有气转动，时时放屁。失，通"矢"；矢，通"屎"。

④其：岂。

⑤伯考：死去的伯伯。

⑥赎：买。

⑦行（háng 航）：量词，次。

⑧表：表述。

『按语』

本段论述春宣本是指在春季用吐法治疗疾病，而有些医生以为是用药性猛烈的药进行泄利，却不知道如此会损伤阴气。丹溪记其伯父因为轻信人言于五十岁开始春季时服用春宣丸，结果在五十三岁时无病暴死，就是误以为春宣为春泻导致的祸患。丹溪论述此事希望后人引以为戒。

醇酒宜冷饮论

醇酒[1]之性，大热大毒，清香美味，既适于口，行气和血，亦宜于体，由是饮者不自觉其过于多也。不思肺属金，性畏火，其体脆，其位高，为气之主，肾之母，木之夫，酒下咽膈，肺先受之。若是醇者，理宜冷饮，过于肺，入于胃，然后渐温。肺先得温中之寒，可以补气，一益也；次得寒中之温，可以养胃，二益也；冷酒行迟，传化以渐，不可恣饮，三益也。古人终日百拜，不过三爵[2]，既无酒病，亦免酒祸。今余稽[3]之于《礼经》，则曰：饮齐[4]视冬时。饮齐，酒也；视，犹比也；冬时，寒也。参之《内经》，则曰：热因寒用。厥[5]旨深矣。今则不然，不顾受伤，只图取快。盖热饮有三乐存焉，膈滞通快，喉舌辛美，盖行可多。不知酒性喜升，气必随之，痰郁于上，溺涩于下，肺受贼邪，金体必燥。恣饮寒凉，其热内郁，肺气得热，必大伤耗。其始也病浅，或呕吐，或自汗，或疮痍，或鼻齇，或自泄，或心脾痛，尚可发散而去之。若其久也，为病深矣，为消为渴，为内疽，为肺痿，为内痔，为鼓胀，为失明，或喘哮，为劳嗽，为癫痫，亦为难明之病，倘非具眼，未易处治，可不谨乎！或曰：人言一盏冷酒，须二盏血乃得行，酒不可冷饮明矣。余曰：此齐东[6]之语耳！今参之于经，证之以理，发之为规戒，子以为迂耶？

『注释』

①醇酒：味厚的美酒。
②爵：古代盛酒的礼器。
③稽：考查。
④齐：同"剂"。
⑤厥：其。
⑥齐东："齐东野语"的缩语。比喻道听途说、不足为凭之言。

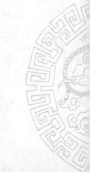

『按语』

丹溪从酒之大热大毒的性味和肺脏的特性论述饮酒需要冷饮，冷饮醇酒，"过于肺，入于胃，然后渐温"。丹溪认为其有三方面的好处：一为肺得温中之寒可以补气；二为至胃时，得寒中之温可以养胃；三为冷酒饮起来不会多饮，使饮酒适量。而醇酒热饮味美畅快使人欲多饮，虽然畅快一时，但是由于其大热伤肺气，久则为病。开始疾病轻浅如呕吐、自汗、疮疡、酒皶鼻、泄泻、心脾痛等症，治疗尚可。久之则或为消渴、内疽、肺痿、内痔、鼓胀、失明、喘哮、劳嗽、癫痫等难治之病，尤当谨慎。

痈疽当分经络论

六阳经、六阴经之分布周身，有多气少血者，有少气多血者，有多气多血者，不可一概论也。若夫要害处，近虚怯薄处，前哲已曾论及，惟分经之言未闻也，何则？诸经惟少阳、厥阴经之生痈疽，理宜预防，以其多气少血，其血本少，肌肉难长，疮久未合，必成死证。其有不思本经少血，遽用驱毒利药，以伐其阴分之血，祸不旋踵①矣。请述一二成败之迹，以告来者。

余从叔父②平生多虑，质弱神劳，年近五十，忽左膊外侧廉③上起一小红肿，大约如栗。予视之曰：慎勿轻视，且生与人参大料作汤，得二、三斤为好。人未之信，漫进小贴④数服，未解而止。旬余值大风拔木，疮上起一道红如线，绕至背胛，直抵右胁。予曰：必大料人参，少加当归、川芎、陈皮、白术等补剂与之。后与此方，两阅月⑤而安。

又东阳李兄，年逾三十，形瘦肤厚，连得忧患，又因作劳，且过于色，忽左腿外侧廉上一红肿，其大如栗。一医问其大腑⑥坚实，与承气两贴下之，不效。又一医教与大黄、朱砂、生粉草、麒麟竭，又二、三贴。半月后召予视之，曰：事去矣。

又一李兄，年四十余而面稍白，神甚劳，忽胁下生一红肿如桃。一人教用补⑦剂，众笑且排，于是流气饮、十宣散杂而进之。旬余召予视之，予曰：非惟不与补药，抑且⑧多得解利，血气俱惫矣。已而果然。或曰：太阳经非多血少气者乎？何臀痈之生，初无甚苦，往往间有不救者，吾子⑨其能治之乎？予曰：臀居小腹之后，而又在其下，此阴中之阴也。其道远，其位僻，虽曰多血，气运不到，气既不到，血亦罕来。中年之后，不可生痈，才有痈肿，参之脉证，但见虚弱，便与滋补，血气无亏，可保终吉。若用寻常驱热拔毒纾⑩气之药，虚虚⑪之祸，如指诸掌⑫。

『注释』

①不旋踵：来不及转身，比喻时间极短。

②从叔父：堂房叔父。

③廉：侧边。

④谩：随便。小贴：几剂药。小，通"少"。

⑤阅月：经一月。

⑥大腑：指大肠。

⑦补：原作"神"，据庚子本改。

⑧抑且：况且，而且。

⑨吾子：对对方的敬称，一般用于男子之间。

⑩纾：舒缓。

⑪虚虚：使虚证虚。第一个虚是使动用法。

⑫指诸掌：比喻事理浅显易明。诸，代词，其。

『按语』

丹溪认为痈疽的治疗要注意其所在经络，少阳厥阴少血，肌肉难长，若用驱毒利药，以伤害其阴分之血，往往引起祸患。本文引三个医案论述之：案一和案二所患皆在左肢外廉少阳部位，体质皆是"质弱神劳"。两医案一正一反，案一丹溪扶正以祛邪，补养两个月后转危为安；案二妄用攻伐，正气受伤，不久即告不治。案三病人体质也是体弱神劳，所患在厥阴经为多气少血之经，妄用解利克伐，伤害正气，为祸不浅。文中还提到太阳经虽为多血之经，但是属于太阳经的臀部为阴中之阴，气血难至，亦当参之脉证，根据虚实治疗，如果为虚证，应当滋补气血。

脾 约 丸 论

成无己曰：约者，结约之约。胃强脾弱，约束津液，不得四布，但输膀胱，故小便数而大便硬，故曰脾约。与此丸以下脾之结燥，肠润结化，津流入胃，大便利，小便少而愈矣。愚切①有疑焉。何者？既曰约，脾弱不能运也；脾弱则土亏矣，必脾气之散，脾血之耗也。原其所由，久病大下大汗之后，阴血枯槁，内火燔灼，热伤元气，又伤于脾，而成此证。伤元气者，肺金受火，气无所摄；伤脾者，肺为脾之子，肺耗则液竭，必窃母气以自救，金耗则木寡于畏，土欲不伤，不可得也。脾失转输之令，肺失传送之官，宜大便秘而难下，小便数而无藏蓄也。理宜滋养阴血，使孤阳之火不炽，而金行清化，木邪有制，脾土清健而运行，精液乃能入胃，则肠润而通矣。今以大黄为君，枳实、厚朴为臣，虽有芍药之养血，麻仁、杏仁之温润，为之佐使，用之热甚而气实者，无有不安。愚恐西北二方，地气高厚，人禀壮实者可用。若用于东南之人，与热虽盛而血气不实者，虽得暂通，将见脾愈弱而肠愈燥矣。后之欲用此方者，须知在西北以开结为主，在东南以润燥为主，慎勿胶柱而调瑟②。

『注释』

①切：通"窃"，私下，谦辞。
②胶柱而调瑟：同"胶柱鼓瑟"。鼓瑟时胶住瑟上的弦柱，就不能调节音的高低。比喻固执拘泥，不知变通。

『按语』

本段论述脾约的治疗，成无己认为脾约是胃强脾弱所致，因此要用脾约丸泻下脾之结燥。而丹溪以为脾约为久病大汗之后，阴血枯槁，脾气血虚弱所致，而又必然累及肺，治疗应当滋养阴血。丹溪分析脾约丸的组方，认为其以攻伐为主，适用于热甚而气实者，对于热盛而气不实者，虽然暂时通利，但会加重脾弱肠燥，使病情加重。因此，应当根据情况治疗，对于气血不实者应以润燥为主，不可胶柱鼓瑟。

鼓 胀 论

心肺，阳也，居上；肝肾，阴也，居下；脾居中，亦阴也，属土。经曰：饮食入胃，游溢精气，上输于脾，脾气散精，上归于肺，通调水道，下输膀胱，水精四布，五经并行。是脾具坤静之德，而有乾健之运，故能使心肺之阳降，肾肝之阴升，而成天地交之泰①，是为无病之人。今也七情内伤，六淫外侵，饮食不节，房劳致虚，脾土之阴受伤，转输之官失职，胃虽受谷，不能运化，故阳自升，阴自降，而成天地不交之否②。于斯时也，清浊相混，隧道壅塞，气化浊血瘀郁而为热。热留而久，气化成湿，湿热相生，遂生胀满。经曰：鼓胀是也。以其外虽坚满，中空无物，有似于鼓，其病胶固③，难以治疗，又名曰蛊④，若虫侵蚀，有蛊⑤之义。验之治法，理宜补脾，又须养肺金以制木，使脾无贼邪之虑；滋肾水以制火，使肺得清化之令。却盐味以防助邪，断妄想以保母气，无有不安。医不察病起于虚，急于作效，炫能希赏；病者苦于胀急，喜行利药，以求一时之快。不知宽得一日半日，其肿愈甚，病邪甚矣，真气伤矣，去死不远。古方惟禹余粮丸，又名石中黄丸，又名紫金丸，制肝补脾，殊为切当，亦须随证，亦须顺时，加减用之。

余友俞仁叔，儒而医，连得家难，年五十得此疾，自制禹余粮丸服之。予诊其脉，弦涩而数紧。曰：此丸新制，锻炼⑥之火邪尚存，温热之药太多，宜自加减，不可执方。俞笑曰：今人不及古人，此方不可加减。服之一月，口鼻见血色，骨立而死。

又杨兄年近五十，性嗜好酒，病疟半年，患胀病，自察必死，来求治。诊其脉弦而涩，重则大，疟未愈，手足瘦而腹大，如蜘蛛状。予教以参、术为君，当归、川芎、芍药为臣，黄连、陈皮、茯苓、厚朴为佐，生甘草些少，作浓汤饮之，一日定三次，彼亦严守戒忌。一月后，疟因汗而愈；又半年，小便长而胀愈。中间稍有加减，大意只是补气行湿。

又陈氏年四十余，性嗜酒，大便时见血，于春间患胀，色黑而腹大，其形如鬼。诊其脉数而涩，重似弱。予以四物汤加黄连、黄芩、木通、白术、陈皮、厚朴、生甘草作汤与之，近一年而安。

一补气，一补血，余药大率相出入，皆获安以保天寿。或曰：气无补法，何子补气而获安，果有说以通之乎？予曰：气无补法，世俗之言也。以气之为病，痞闷壅塞，似难于补，恐增病势。不思正气虚者不能运行，邪滞所著⑦而不出，所以为病。经曰：壮者气行则愈，怯者著而成病。苟或气怯不用补法，气何由行？或曰：子之药审⑧则审矣，何效之迟也？病者久在床枕，必将厌子之迁而求速者矣。予曰：此病之起⑨，或三五年，或十余年，根深矣，势笃⑩矣，欲求速效，自求祸耳！知王道⑪者，能治此病也。或曰：胀病将终不可与利药耶？予曰：灼知⑫其不因于虚，受病亦浅，脾胃尚壮，积滞不痼⑬，而又有可下之证，亦宜略与疏导，若授张子和浚川散、禹功丸为例，行迅攻之策，实所不敢。

『注释』

①泰：卦名，六十四卦之一。

②否（pǐ 匹）：卦名，六十四卦之一。

③胶固：牢固。

④蛊：一种腹部鼓胀的疾病。

⑤蛊：人腹中的寄生虫。

⑥锻炼：冶炼锻造。

⑦著（zhuó 浊）：附着。

⑧审：指确实有效。

⑨起：痊愈。

⑩笃：重。

⑪王道：儒家提出的一种以仁义治天下的政治主张，与"霸道"相对。此指以补为主的平和的治疗方法。

⑫灼知：明白了解。

⑬痼：积久难治的病。

『按语』

此篇为鼓胀的专论，丹溪阐述其病因病机为"七情内伤，六淫外侵，饮食不节，房劳致虚"，脾阴受伤，转输之官失职，胃虽受谷，不能运化，这样造成湿热相生而病鼓胀。治疗应当补脾，又须"养肺金以制木""滋肾水以制火"，调养要注意却盐味、断妄想。因其起于虚，切不可妄用行利药使真气受伤。方药上主张用禹余粮丸。治疗上，丹溪又补充说气可补，不可求速效，认为补气则气壮则行，为塞因塞用之法。病起于虚，或三五年，或十余年，根深势笃，若求速效而用泻利，使真气受伤自取其祸。治疗应予"王道"。

本文又记载相关的三个医案：医案一，病人用禹余粮丸，丹溪虽主张用此方但要随证顺时加减用药，病人不从迅速恶化死亡。医案二、三病人皆嗜酒，治疗"一补气，一补血"，而实际气血兼顾，各有偏重。两案都用黄连、陈皮、厚朴，清郁热，行湿滞，不求速效，缓以图功，行"王道"之法。

疝 气 论

疝气之甚者，睾丸连小腹急痛也。有痛在睾丸者，有痛在五枢穴边者，皆足厥阴之经也。或有形，或无形，或有声，或无声。有形如瓜，有声如蛙。自《素问》以下，历代名医皆以为寒。盖寒主收引，经络得寒，故引不行，所以作痛，理固然也。有得寒而无疝者，又必有说以通之可也。予尝屡因门户雪上有霜，没脐之水，踢冰徒涉，不曾病此，以予素无热在内也。因而思之，此证始于湿热在经，郁而至久，又得寒气外束，湿热之邪不得疏散，所以作痛，若只作寒论，恐为未备。或曰：厥阴一经，其道远，其位卑，郁积湿热，何由而致？予曰：大劳则火起于筋，醉饱则火起于胃，房劳则火起于肾，大怒则火起于肝。本经火积之久，母能生子虚，湿气便盛。厥阴属木系于肝，为将军之官，其性急速，火性且又暴，为寒所束，宜其痛之大暴也。愚见有用乌头、栀子等分，作汤用之，其效亦敏。后因此方随证与形加减用之，无有不应。然湿热又须分多少而始治，但湿者肿多颓①病是也。又有挟虚而发者，当以参、术为用，而以疏导药佐之。诊其脉，有甚沉紧而大豁②无力者是也，其痛亦轻，惟觉重坠牵引耳。

『注释』

①颓（tuí）：疝气病。
②大豁：虚大。

『按语』

本文为疝气的专论。历代名医都认为疝气的病因是寒，经络得寒所以作痛。丹溪认为是内有湿热在经，郁积已久，外得寒气所束导致。治疗用乌头、栀子等分，随证与形加减用之。至于疝气挟虚发作者，当用人参、白术类，用疏导药佐之。

秦 桂 丸 论

无子之因，多起于妇人。医者不求其因起于何处，遍阅古方，惟秦桂丸其辞确，其意专，用药温热，近乎人情，欣然授之，锐然①服之，甘受燔灼之祸，犹且懵然②不悔。何者？阳精之施也，阴血能摄之，精成其子，血成其胞，胎孕乃成。今妇人之无子者，率由血少不足以摄精也。血之少也，固非一端，然欲得子者，必须补其阴血，使无亏欠，乃可推其有余，以成胎孕，何乃③轻用热剂，煎熬脏腑，血气沸腾，祸不旋踵矣。或曰：春气温和，则万物发生④，冬气寒凛，则万物消殒，非秦桂丸之温热，何由得子脏温暖而成胎耶？予曰：《诗》言妇人和平，则乐有子。和则气血不乖⑤，平则阴阳不争。今得此药，经血转紫黑，渐成衰少，或先或后，始则饮食骤进，久则口苦而干，阴阳不平，血气不和，疾病蜂起，焉能成胎？纵使成胎生子，亦多病而不寿，以秦桂丸之耗损。夫天真之阴也，戒之慎之！

郑廉使之子，年十六，求医曰：我生七个月患淋病，五日、七日必一发，其发也大痛，扪地叫天，水道方行，状如漆和粟者，约一盏许⑥，然后定。诊其脉，轻则涩，重则弦；视其形瘦而稍长，其色青而苍。意其父必因多服下部药，遗热在胎，留于子之命门而然。遂以紫雪和黄柏细末，丸梧子⑦大，晒十分干，而与二百丸作一服，率以热汤下，以食物压之。又经半日，痛大作，连腰腹，水道乃行，下如漆和粟者一大碗许，其病减十分之八。后张子忠以陈皮一两，桔梗、木通各半两，作一贴与之，又下漆粟者一合⑧许，遂安。父得燥热，且能病子，况母得之者乎！余书此以证东垣红丝瘤之事。

『注释』

①锐然：高兴的样子。锐，通"悦"。
②犹且：仍然。懵（měng 猛）然：糊涂的样子。
③何乃：怎么，竟然。
④发生：即生发。
⑤乖：分离。
⑥许：表约数的词，左右。
⑦梧子：梧桐的子实。
⑧合（gě 葛）：量词，一升的十分之一。

『按语』

本段论述妇人不孕多由于血少不能摄精，治疗应当补益阴血；批评世人妄用秦桂丸温补，耗伤真阴，使血为热耗，经血紫黑，进而衰少，气血不和不能成孕，即使怀孕，所生的小儿也多病而短寿。丹溪举一医案，一少年之病是其父多用下部药，"遗热在胎"所致；强调"父得燥热，且能病子"，至于母亲若过用温燥必然会影响胎儿。

恶寒非寒病恶热非热病论

经曰：恶寒战栗，皆属于热。又曰：禁栗①如丧神守，皆属于火。恶寒者，虽当炎月，若遇风霜②，重绵③在身，自觉凛凛④战栗。禁栗，动摇之貌。如丧神守，恶寒之甚。《原病式》曰：病热甚而反觉自冷，此为病热，实非寒也。或曰：往往见有得热药而少愈者何也？予曰：病热之人，其气炎上，郁为痰饮，抑遏清道，阴气不升，病热尤甚，积痰得热，亦为暂退，热势助邪，其病益深。或曰：寒热如此，谁敢以寒凉与之，非杀之而何？予曰：古人遇战栗之证，有以大承气下燥粪而愈者。恶寒战栗，明是热证，但有虚实之分耳。经曰：阴虚则发热。夫阳在外，为阴之卫；阴在内，为阳之守。精神外驰，嗜欲无节，阴气耗散，阳无所附，遂致浮散于肌表之间而恶热也。实非有热，当作阴虚治之，而用补养之法可也。

或曰：恶寒非寒，宜用寒药，恶热非热，宜用补药，甚骇耳目⑤，明示我之法可乎？予曰：进士周本道，年逾三十，得恶寒病，服附子数日而病甚，求予治。诊其脉，弦而似缓，予以江茶入姜汁、香油些少，吐痰一升许，减绵大半。周甚喜，予曰：未也，燥热已多，血伤亦深，须淡食以养胃，内观以养神，则水可生而火可降。彼勇于仕进⑥，一切务外，不守禁忌。予曰：若多与补血凉药亦可稍安。内外不静，肾水不生，附毒必发。病安后，官于婺城，巡夜冒寒，非附子不可疗，而性怕生姜，只得以猪腰子作片煮附子，与三贴而安。予曰：可急归。知其附毒易发。彼以为迂。半年后，果发背⑦而死。

又司丞叔，平生脚自踝以下常觉热，冬不可加绵于上，常自言曰：我禀质壮，不怕冷。予曰：此足三阴之虚，宜早断欲事，以补养阴血，庶⑧乎可免。笑而不答。年方五十，患痿半年而死。

观此二人，治法盖可知矣。或曰：伤寒病恶寒、恶热者亦是虚耶？予曰：若病伤寒者，自外入内，先贤论之详矣。愚奚庸赘⑨？

『注释』

①禁栗：口噤战栗。

②风霜：偏义复词，义偏于"风"。

③绵：通"棉"，此指棉被。

④凛凛：寒冷。

⑤骇耳目：使人目见耳闻感到震惊。骇，使动用法。

⑥仕进：入仕，做官。

⑦发背：病名。背部生痈疽之较重者。

⑧庶：大概，也许。

⑨愚奚庸赘：云林阁本无，据吴门德馨堂本补。

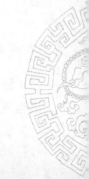

『按语』

丹溪根据《原病式》中"病热甚而反觉自冷，此为病热，实非寒也"的理论，认为恶寒的原因不是寒病，而是由于热郁为痰饮，抑遏清道，虽然得热药也可以暂升，但热势助邪病则益深。又根据《内经》中"阴虚则发热"的理论认为发热非是热病，是因为阴虚不能遏制阳气，使阳气浮散在表所致，治疗当补阴虚。丹溪又分别用进士周本道和司丞叔两人的医案说明之。其中所述恶寒与发热为内伤所致，至于外感所致不在其论述之中。

经水或紫或黑论

经水者，阴血也。阴必从阳，故其色红，禀火色也。血为气之配，气热则热，气寒则寒，气升则升，气降则降，气凝则凝，气滞则滞，气清则清，气浊则浊。往往见有成块者，气之凝也；将行而痛者，气之滞也；来后作痛者，气血俱虚也；色淡者亦虚也；错经妄行①者，气之乱也；紫者，气之热也；黑者，热之甚也。人但见其紫者、黑者、作痛者、成块者，率指为风冷，而行温热之剂，祸不旋踵矣。良由《病源》②论月水诸病，皆曰风冷乘之，宜其相习而成俗也。或曰：黑，北方水之色也。紫淡于黑，非冷而何？予曰：经曰：亢则害，承乃制。热甚者，必兼水化，所以热则紫，甚则黑也。况妇人性执而见鄙，嗜欲加倍，脏腑厥阳之火，无日不起，非热而何？若夫风冷必须外得，设或③有之，盖千百而一、二者也。

『注释』

①错经妄行：指经行紊乱。
②《病源》：指《诸病源候论》。
③设或：如果。

『按语』

本文论述月经病的病机。丹溪认为引起月经变化的主要因素为气，"血为气之配，气热则热，气寒则寒，气升则升，气降则降，气凝则凝，气滞则滞，气清则清，气浊则浊"。月经中有血块者为气滞，经行前疼痛者为气滞，经行后疼痛者为气血虚，月经色淡者也是虚证，月经时间错乱妄行者为气逆乱。其中更强调的是月经色紫和色黑，非是风冷，是由于气热所引起的。

石 膏 论

《本草》药之命名，固有不可晓者，中间亦多有意义，学者不可以不察。以色而名者，大黄、红花、白前、青黛、乌梅之类是也；以形而名者，人参、狗脊、乌头、贝母、金铃子之类是也；以气而名者，木香、沉香、檀香、麝香、茴香之类是也；以质而名者，厚朴、干姜、茯苓、生熟地黄之类是也；以味而名者，甘草、苦参、淡竹叶、草龙胆、苦酒之类是也；以能而名者，百合、当归、升麻、防风、滑石之类是也；以时而名者，半夏、茵陈、冬葵、寅鸡、夏枯草之类是也。以石膏火煅细研，醋调封丹炉，其固密甚于脂，苟非有膏，焉能为用？此兼质与能而得名，正与石脂同意。阎孝忠[1]妄以方解石为石膏。况石膏其味甘而辛，本阳明经药。阳明主肌肉，其甘也，能缓脾益气，止渴去火；其辛也，能解肌出汗，上行至头，又入手太阴、手少阳。彼方解石[2]者，止有体重、质坚、性寒而已，求其所谓有膏，而可为三经之主治者焉在哉？医欲责效，不亦难乎！

『注释』

①阎孝忠：北宋儿科医家。又名季忠，字资钦。幼多病，经儿科名医钱乙医治得愈。稍长，精研钱氏治疾之术，遂精儿科。先后多方收集钱氏医方及著作，集成《小儿药证直诀》三卷。

②方解石：是分布最广的矿物之一，是组成石灰岩和大理岩的主要成分，在石灰岩地区的适宜条件下，形成千姿百态的钟乳石、石笋。

『按语』

本文论述了药物名称的意义，有因药物颜色命名的，如大黄、红花、白前、青黛、乌梅；有因药物形状类似某些事物而命名的，如人参、狗脊、乌头、贝母、金铃子；有因药物质地命名的，如厚朴、干姜、茯苓、生熟地黄；有因药物味道命名的，如甘草、苦参、淡竹叶、草龙胆、苦酒；有因药物的功能命名的，如百合、当归、升麻、防风、滑石；有因药物的采摘和成熟时间命名的，如半夏、茵陈、冬葵、寅鸡、夏枯草。石膏为用材质和功能命名。本文同时把石膏同方解石进行辨别，提出两者并非一物，方解石没有石膏的功效。

脉大必病进论

脉，血之所为，属阴。大，洪之别名，火之象，属阳。其病得之于内伤者，阴虚为阳所乘，故脉大，当作虚治之。其病得之于外伤者，邪客于经，脉亦大，当作邪胜治之。合二者而观之，皆病证方长之势也，谓之病进，不亦宜乎？海藏云：君侵臣之事也。孰为是否，幸①有以教之。

『注释』

①幸：希望。

『按语』

本段从内外伤两方面论述在出现洪大脉时为病证发展的表现。

生气通天论病因章句辩

《礼记》曰：一年视离经。谓离析经理①，在乎章句之绝。《内经·生气通天论》病因四章，第一章论因于寒，欲如运枢②，以下三句与上文意不相属，皆衍文③也。体若燔炭④，汗出而散两句，当移在此。夫寒邪初客于肌表，邪郁而为热，有似燔炭，得汗则解，此仲景麻黄汤之类是也。第二章论因于暑。暑者，君火为病，火主动则散，故自汗烦渴而多言也。第三章论因于湿。湿者，土浊之气，首为诸阳之会，其位高而气清，其体虚，故聪明得而系焉。浊气熏蒸，清道不通，沉重而不爽利，似乎有物以蒙冒⑤之。失而不治，湿郁为热，热留不去，大筋软短者，热伤血，不能养筋，故为拘挛；小筋弛长者，湿伤筋，不能束骨，故为痿弱。因于湿，首如裹⑥，各三字为句，湿热不攘⑦以下，各四字为句，文正而意明。第四章论因于气为肿。下文不序病证，盖是脱简⑧。四维相代⑨二句，与上文意不相属，亦衍文也。王太仆曰：暑热湿气三病，皆以为发于伤寒之毒，次第相仍⑩，展转⑪生病。五段通为一章，余有疑焉。暑病不治，伏而生热，热久生湿，湿久气病，盖有之矣。《内经》止有冬伤于寒，不即病，至夏有热病之言，未闻寒毒伏藏，至夏发于暑病。至于湿病，亦蒙上文之热，谓反湿其首，望湿物裹之。望除其热，当以因于湿首为句，如裹湿又为句，则湿首之湿，裹湿之湿，皆人为也，与上下文列言寒暑之病，因文义舛乖⑫，不容于不辩。或曰：先贤言温湿、寒湿、风湿矣，未闻有所谓湿热病者，考⑬之《内经》亦无有焉，吾子无乃失之迂妄⑭耶？予曰：六气之中，湿热为病，十居八九。《内经》发明⑮湿热，此为首出。《至真要大论》曰：湿上甚而热其间，或言湿而热在中者，或曰热而湿在中者，此圣人爱人论道之极致，使天下后世不知湿热之治法者，太仆启之也。君其归，取《原病式》熟读而审思之，幸甚！

太 仆 章 句

因于寒，欲如运枢，起居如惊，神气乃浮。

因于暑，汗，烦则喘喝⑯，静则多言，体若燔炭，汗出而散。

因于湿首（句）。如裹湿（句）。热不攘（句）。大筋软短，小筋弛长，软短为拘，弛长为痿。

因于气为肿（云云）。

新 定 章 句

因于寒，体若燔炭，汗出而散。

因于暑，汗，烦则喘喝，静则多言。

因于湿（句）。首如裹（句）。湿热不攘（句）。大筋软短，小筋弛长，软短为拘，弛长为痿。

因于气为肿（云云）。

『注释』

①经理：经书的义理。

②运枢：指阳气在体内运动而不外泄，像门轴在门白内转动一样。

③衍文：因缮写、刻板、排版等错误而多出来的字或句子。

④体若燔炭：形容病人高热，像炭火烧灼一样。

⑤蒙冒：蒙蔽。

⑥首如裹：形容头部沉重不爽，如有物蒙裹。

⑦攘：驱除。

⑧脱简：原指简片散失。后泛指书本有缺页或文字有脱漏。

⑨四维相代：寒、暑、湿、风四种邪气维系不离，相互更代伤人。

⑩次第：依次。相仍：相继，连续不断。

⑪展转：反复。

⑫舛乖：相违背。同义词复用。

⑬考：云林阁本为"攻"，据吴门德馨堂本改。

⑭迂妄：荒诞，不合情理。

⑮发明：阐述，阐发。

⑯烦则喘喝：云林阁本无"则"，据吴门德馨堂本补。

『 按语 』

丹溪对于《素问·生气通天论》中关于病因的一段经文进行理校，认为其中文意不相连接，有衍文和次序错误之处，而王冰的句读和注释也有不当之处，于是进行调整、删改，提出他认为正确的改正意见。体现了丹溪在学术上一向疑经治经的方法。其修改亦一家之言。

倒 仓 论

经曰：肠胃为市。以其无物不有，而谷为最多，故谓之仓，若积谷之室也。倒者，倾去积旧而涤濯①，使之洁净也。胃居中，属土，喜容受而不能自运者也。人之饮食，遇适口之物，宁无过量而伤积之乎？七情之偏，五味之厚，宁无伤于冲和之德乎？糟粕之余，停痰瘀血，互相纠缠，日积月深，郁结成聚，甚者如核桃之穰②，诸般奇形之虫，中宫③不清矣，土德不和矣。诚于中④形于外，发为痈疽，为劳瘵，为蛊胀，为癫疾，为无名奇病。先哲制为万病丸、温白丸等剂，攻补兼施，寒热并用，期中病情，非不工巧⑤，然不若倒仓之为便捷也。以黄牡牛肉⑥，择肥者，买一二十斤，长流水煮糜⑦烂，融入汤中为液，以布滤出渣滓，取净汁，再入锅中，文火熬成琥珀色，则成矣。每饮一钟，少时又饮，如此者积数十钟，寒月则重汤温而饮之。病在上者，欲其吐多；病在下者，欲其利多；病在中者，欲其吐下俱多，全在活法而为之缓急多寡也。须先置一室明快而不通者，以安病人，视所出之物，可尽病根则止。吐利后或渴，不得与汤，其小便必长，取以饮病者，名曰轮回酒。与一二碗，非惟可以止渴，抑且⑧可以涤濯余垢。睡一二日，觉饥甚，乃与粥淡食之。待三日后，始与少菜羹自养，半月觉精神焕发，形体轻健，沉疴⑨悉安矣。其后须五年忌牛肉。吾师许文懿始病心痛，用药燥热香辛，如丁、附、桂、姜辈，治数十年而足挛痛甚，且恶寒而多呕。甚而至于灵砂、黑锡、黄芽、岁丹，继之以艾火十余万，又杂治数年而痛甚，自分⑩为废人矣，众工亦技穷矣，如此者又数年。因其烦渴恶食者一月，以通圣散与半月余，而大腑逼迫后重⑪，肛门热气如烧，始时下积滞如五色烂锦者，如柏烛⑫油凝者，近半月而病似退，又半月而略思谷，而两足难移，计无所出。至次年三月，遂作此法，节节如应⑬，因得为全人。次年再得一男，又十四年以寿终。其余与药，一妇人久年脚气，吐利而安。又镇海万户萧伯善公，以便浊而精不禁，亲与试之有效。又临海林兄，患久嗽吐红，发热消瘦，众以为瘵⑭，百方不应。召予视之，脉两手弦数，日轻夜重，计无所出，亦因此而安，时冬月也，第二年得一子。

牛，坤土也。黄，土之色也，以顺为德，而效法乎健。以为功者，牡之用也。肉者，胃之乐也。熟而为液，无形之物也，横散入肉络，由肠胃而渗透肌肤、毛窍、爪甲，无不入也。积聚久则形质成，依附肠胃回薄曲折处，以为栖泊之窠臼⑮，阻碍津液气血，熏蒸燔灼成病，自非剖肠刮骨之神妙，孰能去之？又岂合勺铢两⑯之丸散，所能窍犯其藩墙户牖⑰乎？窃详肉液之散溢，肠胃受之，其厚皆倍于前，有似乎肿，其回薄曲折处，非复向时⑱之旧，肉液充满流行，有如洪水泛涨，其浮蛰⑲陈朽，皆推逐荡漾，顺流而下，不可停留。表者因吐而汗，清道者自吐而涌，浊道者自泄而去，凡属滞碍，一洗而定。牛肉，全重厚和顺之性，盎然焕然，润泽枯槁，补益虚损，宁无精神焕发之乐乎？正似武王克商之后，散财发粟，以赈殷民之仰望也。其方出于西域之异人，人于中年后亦行一二次，亦却疾养寿之一助也。

『注释』

①涤濯：洗涤。
②瓤：同"瓤"，果实的肉。
③中宫：中焦。
④中（zhòng众）：箭射着目标。此指击中病情。
⑤工巧：技艺高明。
⑥牡牛：雄性牛。肉：原无，据文义补。
⑦长流水：指清洁的河水。糜：通"糜"。
⑧抑且：况且，而且。

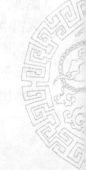

⑨沉疴：重病。

⑩分（fèn 份）：料想。

⑪逼迫后重：指里急后重。

⑫桕（jiù 就）烛：用桕脂做成的蜡烛。桕，木名，乌桕。

⑬节节如应：逐步回应。比喻治疗效果显著。

⑭瘵：痨病。

⑮栖泊：居留，停泊。窠（kē 科）臼：门臼，旧式门上承受转轴的臼形小坑。

⑯合勺铢两：比喻微小。合（gě 戈），量词，一升的十分之一。勺，容量单位。《孙子算经》记载：十抄为一勺，十勺为一合，十合为一升。铢两，一铢一两。铢，古代重量单位，为一两的二十四分之一。

⑰窍犯：疏通。户牖（yǒu 有）：门窗。牖，窗户。

⑱向时：从前，昔时。

⑲莝（cuò 错）：切碎的草。

『按语』

倒仓法为丹溪提出的特殊疗法。以胃为仓，"倒"为"倾去积旧而涤濯，使之洁净也"，倒仓法即清除胃肠中的糟粕之余、停痰瘀血等物。具体方法是用牛肉熬汁让病人饮用，饮后吐泻以去除体内瘀积痰浊。其作用为去积排毒，但不用一般的泻药，而用富于营养的牛肉汁，所以去毒而不伤正，扶正而不助邪，寓攻于补。朱丹溪的老师许文懿患病数十年，多服燥热香辛之药，用艾灸十余万壮，几为废人。丹溪先以通圣散治之，略好转，但两足难移，丹溪于是以倒仓法疗之，结果"节节如应，因得为全人"，病情痊愈。倒仓法后世论述者、应用者不多，然而其清理肠胃瘀积停痰之功效，对于当今社会中过食肥甘厚味引起各种疾病的现象有重要的借鉴和治疗意义。丹溪认为"人于中年后亦行一二次，亦却疾养寿之一助也"。

相 火 论

太极动而生阳，静而生阴，阳动而变，阴静而合，而生水、火、木、金、土，各一其性。惟火有二，曰君火，人火也；曰相火①，天火也。火内阴而外阳，主乎动者也，故凡动皆属火。以名而言，形气相生，配于五行，故谓之君；以位而言，生于虚无，守位禀命，因其动而可见，故谓之相。天主生物[2]，故恒[3]于动，人有此生，亦恒于动，其所以恒于动，皆相火之为也。见于天者，出于龙雷，则木之气[4]；出于海，则水之气也。具于人者，寄于肝肾二部，肝属木而肾属水也。胆者，肝之腑；膀胱者，肾之腑；心胞络者，肾之配；三焦以焦言，而下焦司肝肾之分，皆阴而下者也。天非此火不能生物，人非此火不能有生。天之火虽出于木，而皆本乎地。故雷非伏，龙非蛰[5]，海非附于地，则不能鸣，不能飞，不能波也。鸣也，飞也，波也，动而为火者也。肝肾之阴，悉具相火，人而同乎天也。或曰：相火，天人之所同，何东垣以为元气之贼？又曰：火与元气不两立，一胜则一负。然则，如之何而可以使之无胜负也？曰：周子[6]曰：神发知矣，五性[7]感物而万事出，有知之后，五者之性为物所感，不能不动。谓之动者，即《内经》五火[8]也。相火易起，五性厥阳[9]之火相扇，则妄动矣。火起于妄，变化莫测，无时不有，煎熬真阴，阴虚则病，阴绝则死。君火之气，经以暑与湿言之；相火之气，经以火言之，盖表其暴悍酷烈，有甚于君火者也，故曰相火元气之贼。

周子又曰：圣人定之以中正仁义而主静[10]。朱子曰：必使道心[11]常为一身之主，而人心每听命焉。此善处乎火者。人心听命乎道心，而又能主之以静。彼五火之动皆中节[12]，相火惟有裨补造化[13]，以为生生不息之运用耳，何贼之有？

或曰：《内经》相火，注曰少阴、少阳矣，未尝言及厥阴、太阳，而吾子言之何耶？曰：足太阳、少阴，东垣尝言之矣，治以炒柏，取其味辛能泻水中之火是也。戴人[14]亦言：胆与三焦寻火治，肝和胞络都无异。此历指龙雷之火也。予亦备述天人之火皆生于动，如上文所云者，实推广二公之意。或曰：《内经》言火不一，往往于六气中见之，言脏腑者未之见也。二公岂它有所据耶？子能为我言之乎？经曰：百病皆生于风、寒、暑、湿、燥、火之动而为变者。岐伯历举病机一十九条，而属火者五，此非相火之为病之出于脏腑者乎？考诸《内经》，少阳病为瘛疭[15]，太阳病时眩仆[16]，少阴病瞀、暴喑、郁冒[17]不知人，非诸热瞀瘛之属火乎？少阳病恶寒鼓栗[18]，胆病振寒[19]，少阴病洒淅恶寒[20]振栗，厥阴病洒淅振寒，非诸禁鼓栗[21]，如丧神守之属火乎？少阳病呕逆，厥气[22]上行，膀胱病冲头痛，太阳病厥气上冲胸，小腹控[23]睾引腰脊上冲心，少阴病气上冲胸，呕逆，非诸逆冲上之属火乎？少阳病谵妄[24]，太阳病谵妄，膀胱病狂颠，非诸躁狂越之属火乎？少阳病胕肿[25]善惊，少阴病瞀热以酸，胕肿不能久立，非诸病胕肿，疼酸惊骇之属火乎？又《原病式》曰：诸风掉眩属于肝，火之动也；诸气膹郁病痿属于肺，火之升也；诸湿肿满属于脾，火之胜也；诸痛痒疮疡属于心，火之用也。是皆火之为病，出于脏腑者然也，注文未之发耳！以陈无择[26]之通敏，且以暖炽论君火，日用之火言相火，而又不曾深及，宜乎后之人不无聋瞽[27]也，悲夫！

『注释』

①相火：地与天之三阴三阳相应的六气之一。其初气为木，上应天之厥阴风气；二气为君火，上应天之少阴火气；三气为相火，上应天之少阳暑气；四气为土，上应天之太阴湿气；五气为金，上应天之阳明燥气；终气为水，上应天之太阳寒气。火气有二，其一在前位，应少阴，合五脏君主之官（心），故名君火。与之相对，位在下，应肝者名相火。

②生物：生养万物。

③恒：长久。

④出于龙雷，则木之气：在《易经》八经卦中，震卦属阳性卦，方位上居于东方，五行属木，数理是三，取象为雷，性质是震动，在万物类象上代表龙。

⑤蛰：潜藏。

⑥周子：指宋代理学家周敦颐，著有《太极图说》《通书》。

⑦五性：五脏的特性。肝性静，心性躁，脾性力，肺性坚，肾性智。

⑧五火：指五脏之厥阳。《素问·解精微论》曰："夫一水不胜五火，故目盲。"王冰注："五火，谓五脏之厥阳。"

⑨厥阳：指孤阳上越。《金匮要略·脏腑经络先后病脉证并治》曰："经云厥阳独行，何谓也？师曰：此曰有阳无阴，故称厥阳。"

⑩中正仁义而主静：语出周敦颐《太极图说》。他自注曰："圣人之道，仁义中正而已矣。而主静，无欲故静。"

⑪道心：天理，义理。

⑫中节：中正不变。

⑬裨补：增加补益。造化：自然，此指生理机能。

⑭戴人：张从正，金元医家，著有《儒门事亲》。

⑮瘛（chì 赤）疭（zòng 纵）：证名。指筋脉拘急、弛缓交作的证候。

⑯眩仆：忽然头目眩晕而跌倒。

⑰瞀（mào 冒）：目眩，眼花。喑：哑。郁冒：证名，昏冒、神志不清的病证。《黄帝内经素问集注》曰："郁冒不知人，寒热之气乱于上也。"

⑱鼓栗：寒战、口齿叩击的病证。

⑲振寒：证名，发冷时全身颤动。

⑳洒淅恶寒：形容病人恶风寒时好像被冷水喷洒在身上，或被雨水所淋的感觉。

㉑诸禁鼓栗：指各种口噤不开、寒战、口齿叩击的病证。《素问·至真要大论》

曰："诸禁鼓栗，如丧神守，皆属于火。"

㉒厥气：上逆之气，逆乱之气。

㉓控：驾驭。此指牵制。

㉔谵妄：证名。指神志不清，语无伦次，妄见妄闻的证候。

㉕胕肿：浮肿。

㉖陈无择：宋代医家，著有《三因极一病证方论》。

㉗聋瞀（gǔ 古）：聋盲。瞀，眼睛瞎。

『按语』

相火论为丹溪在《内经》"少火壮火"说的基础上，继承河间火热论、东垣阴火说等理论提出的生理病理理论，其创造性地发展了内生火热的理论，对火热病症的病因病机和辨证规律认识都有很大的推动，为丹溪学术思想的重要内容，也是丹溪在医学上的重大贡献。丹溪借用《内经》中君火、相火两个名词，提出"水、火、木、金、土，各一其性。惟火有二"。二火的共同特点是"动"，不同是君火是有形有名有气，五行属火的心，特指精神情志活动。相火没有一定形质，不独居一脏，因其活动而有所表现，指人体生生不息的功能活动的动力，"人有此生，亦恒于动，其所以恒于动，皆相火之为也"。在病理上，"君火之气，经以暑与湿言之"，指外感火热；"相火之气，经以火言之，盖表其暴悍酷烈，有甚于君火者也"，为内生火热。丹溪以周敦颐"神发知矣，五性感物而万事出"，说明人从有知觉之后，就"为物所感，不能不动"，也就是精神情志的波动为相火触发产生病变之因。生理状态下，相火有赖于阴，"肝肾之阴，悉具相火"；病理状态下相火伤阴，"相火易起，五性厥阳之火相扇，则妄动矣。火起于妄，变化莫测，无时不有，煎熬真阴，阴虚则病，阴绝则死"，申明内生火热的病机特点。接着丹溪以病机十九条的五条火证及脏腑病状，又引用《原病式》脏腑诸火的动、升、胜、用，谈论相火"出于脏腑者然也"，即相火的表现都是出于脏腑，其为内伤之火热，辨证方法以脏腑辨证为主。

左大顺男右大顺女论

肺主气，其脉居右寸，脾、胃、命门、三焦各以气为变化运用，故皆附焉。心主血，其脉居左寸，肝、胆、肾、膀胱皆精血之隧道管库，故亦附焉。男以气成胎，则气为之主；女挟血成胎，则血为之主。男子久病，右脉充于左者，有胃气也，病虽重可治；女子久病，左脉充于右者，有胃气也，病虽重可治。反此者，虚之甚也。或曰：左，心、小肠、肝、胆、肾、膀胱；右，肺、大肠、脾、胃、命门、三焦，男女所同，不易之位也。《脉法》赞曰：左大顺男，右大顺女。吾子之言，非惟左右倒置，似以大为充，果有说以通之乎？曰：大，本病脉也。今以大为顺，盖有充足之义，故敢以充言之。《脉经》一部，谆谆于教为医者尔，此左右当以医者为言，若主于病，奚止于千里之谬。或曰：上文言肝、心出左，脾、肺出右，左主司官①，右主司府，下文言左为人迎，右为气口，皆以病人之左右而为言，何若②是之相反耶？曰：《脉经》第九篇之第五章，上文大、浮、数、动、长、滑、沉、涩、弱、弦、短、微，此言形状之阴阳；下文关前、关后等语，又言部位之阴阳；阴附阳，阳附阴，皆言血气之阴阳。同为论脉之阴阳，而所指不同若此，上下异文，何足疑乎！赞曰：阴病治官，非治血乎？阳病治腑，非治气乎？由此参考，或恐与经意有合。

『注释』

①官：器官。此指脏。
②何若：为何。

『按语』

此段论述《脉法》中"左大顺男，右大顺女"的意义，指出其中所言的左右为医生的左右，非病人的左右，因医生与病人对面而坐，故与病人之左右相反。因此在患病时，男性的右手脉比左手脉充盛为有胃气易治，女性的左手脉比右手脉充盛为有胃气易治。可参看前文之"人迎气口论"。

茹 淡 论

或问：《内经》谓：精不足者，补之以味。又曰：地食人①以五味。古者年五十食肉，子今年迈七十矣，尽却盐醯②，岂中道乎？何子之神茂而色泽也？曰：味有出于天赋者，有成于人为者。天之所赋者，若谷、菽、菜、果，自然冲和之味，有食人补阴之功，此《内经》所谓味也。人之所为者，皆烹饪调和偏厚之味，有致疾伐命之毒，此吾子所疑之味也。今盐醯之却，非真茹淡者，大麦与栗之咸，粳米、山药之甘，葱、薤③之辛之类，皆味也。子以为淡乎？安于冲和之味者，心之收，火之降也；以偏厚之味为安者，欲之纵，火之胜也，何疑之有？《内经》又曰：阴之所生，本在五味④。非天赋之味乎？阴之五宫，伤在五味⑤。非人为之味乎？圣人防民之具，于是为备。凡人饥则必食。彼粳米甘而淡者，土之德也，物之属阴而最补者也，惟可与菜同进。经以菜为充者，恐于饥时顿食，或虑过多，因致胃损，故以菜助其充足，取其疏通而易化，此天地生物之仁也。《论语》曰：肉虽多，不使胜食气⑥。《传》曰：宾主终日百拜，而酒三行，以避酒祸。此圣人施教之意。盖谷与肥鲜同进，厚味得谷为助，其积之也久，宁不助阴火而致毒乎？故服食家在却谷⑦者则可，不却谷而服食，未有不被⑧其毒者。《内经》谓：久而增气，物化之常，气增而久，夭之由也⑨。彼安于厚味者，未之思⑩尔。或又问：精不足者，补之以味，何不言气补？曰：味，阴也；气，阳也。补精以阴，求其本也。故补之以味，若甘草、白术、地黄、泽泻、五味子、天门冬之类，皆味之厚者也。经曰：虚者补之。正此意也。上文谓形不足者，温之以气，夫为劳倦所伤，气之虚，故不足。温者，养也，温存以养，使气自充，气完则形完矣，故言温，不言补。经曰：劳者温之。正此意也。彼为《局方》者，不知出此，凡诸虚损证，悉以温热佐辅补药，名之曰温补，不能求经旨者也。

『注释』

①食（sì 四）人：供人食用。食，使动用法。

②醯（xī 西）：醋。

③薤：多年生草本植物。地下有圆锥形鳞茎，叶丛生，细长中空，伞形花絮，花紫色。新鲜鳞茎可作蔬菜。

④阴之所生，本在五味：意为人体赖以生存的阴精，来源于饮食五味。阴，阴精。语出《素问·生气通天论》。

⑤阴之五宫，伤在五味：意为蓄藏阴精的五脏，其损害的祸根也在饮食五味。阴之五宫，即五脏。因阴精储藏于五脏之内，故称五脏为"阴之五宫"。

⑥食气（xì 细）：饭食，主食。气，"饩（xì 细）"的古字。

⑦却谷：辟谷或绝谷，指停食五谷。

⑧被：遭受。

⑨久而增气，物化之常，气增而久，夭之由也：语出《素问·至真要大论》。

⑩未之思：宾语前置。正常语序为"未思之"。

『按语』

此段为丹溪在饮食方面的观点，认为"天之所赋者，若谷、菽、菜、果，自然冲和之味，有食人补阴之功""人之所为者，皆烹饪调和偏厚之味，有致疾伐命之毒"，崇尚茹淡"安于冲和之味"，本人身体力行，年迈七十却尽盐醢，反而"神茂而色泽"。反复强调谷物之味甘淡为属阴最补者，辅以菜是因为其易于消化而且使不至于顿食谷物过多，如果"肥鲜同进"，会助阴火而致毒。

吃 逆 论

吃，病气逆也。气自脐下直冲，上出于口而作声之名也。《书》曰：火炎上。《内经》曰：诸逆冲上，皆属于火。东垣谓：火与元气不两立。又谓：火，气之贼也。古方悉以胃弱言之，而不及火，且以丁香、柿蒂、竹茹、陈皮等剂治之，未审孰为降火，孰为补虚。人之阴气，依胃为养，胃土伤损，则木气侮之矣，此土败木贼也。阴为火所乘，不得内守，木挟相火乘之，故直冲清道而上。言胃弱者，阴弱也，虚之甚也。病人见此，似为死证，然亦有实者，不可不知，敢陈其说。

赵立道年近五十，质弱而多怒，七月炎暑，大饥索饭，其家不能急具，因大怒。两日后得滞下病，口渴，自以冷水调生蜜饮之甚快，滞下亦渐缓，如此者五七日，召予视。脉稍大，不数，遂令止蜜水，渴时但令以人参、白术煎汤，调益元散与之，滞下亦渐收。七八日后，觉倦甚发吃，予知其因下久而阴虚也，令其守前药。然滞下尚未止，又以炼蜜饮之，如此者三日，吃犹未止。众皆尤药之未当，将以姜、附饮之。予曰：补药无速效，附子非补阴者，服之必死。众曰：冷水饭多，得无①寒乎？予曰：炎暑如此，饮凉非寒，勿多疑，待以日数，力到当自止。又四日而吃止，滞下亦安。

又陈择仁年近七十，厚味之人也，有久喘病，而作止不常。新秋患滞下，食大减，至五七日后吃作，召予视，脉皆大豁，众以为难。予曰：形瘦者尚可为，以人参白术汤下大补丸以补血，至七日而安。此二人者，虚之为也。

又一女子，年逾笄②，性躁味厚，暑月因大怒而吃作，每作则举身跳动，神昏不知人，问之乃知暴病。视其形气俱实，遂以人参芦煎汤，饮一碗，大吐顽痰③数碗，大汗，昏睡，一日而安。人参入手太阴，补阳中之阴者也，芦则反尔，大泻太阴之阳。女子暴怒气上，肝主怒，肺主气，经曰：怒则气逆。气因怒逆，肝木乘火侮肺，故吃大作而神昏。参芦喜吐，痰尽气降而火衰，金气复位，胃气得和而解。麻黄发汗，节能止汗。谷属金，糠之性热；麦属阳，麸之性凉。先儒谓物物具太极，学者其可不触类而长，引而伸之乎！

『注释』

①得无：莫不是，该不是。

②笄（jī 机）：指女子十五岁成年。

③顽痰：厚重之痰。

『按语』

吃当为"呃"的异体字"哯"之误，吃逆应为呃逆。丹溪结合《尚书》《内经》及东垣的理论认为呃逆的病因为"胃弱有火"。其治疗应当根据虚实不同进行。本文中所举三个医案，前两个医案为虚所为，用人参白术汤治疗，一用益元散，清热渗湿降逆，佐以炼蜜防渗利伤津；一加大补丸以补血。医案三为暴怒气上所致，以人参芦煎汤，大吐顽痰，"痰尽气降而火衰，金气复位，胃气得和而解"。三个医案各有虚实，丹溪辨其有余不足而治。

房中补益论

或问：《千金方》有房中补益法，可用否？予应之曰：《传》曰：吉凶悔吝①生乎动。故人之疾病亦生于动，其动之极也，病而死矣。人之有生，心为火居上，肾为水居下，水能升而火能降，一升一降，无有穷已，故生意②存焉。水之体静，火之体动，动易而静难，圣人于此未尝忘言也。儒者立教，曰正心、收心、养心，皆所以防此火之动于妄也。医者立教，恬淡虚无，精神内守，亦所以遏此火之动于妄也。盖相火藏于肝肾阴分，君火不妄动，相火惟有禀命守位而已，焉有燔灼之虐焰、飞走之狂势也哉！《易·兑》取象于少女。兑，说③也，遇少男。艮④为咸。咸，无心之感也。艮，止也。房中之法有艮止之义焉。若艮而不止，徒有戕贼，何补益之有？窃详《千金》之意，彼壮年贪纵者，水之体非向日⑤之静也，故著房中之法为补益之助。此可用于质壮心静，遇敌⑥不动之人也。苟无圣贤之心、神仙之骨，未易为也。女法水，男法火，水能制火，一乐于与，一乐于取，此自然之理也。若以房中为补，杀人多矣。况中古以下，风俗日偷[7]，资禀日薄，说梦向痴，难矣哉！

『注释』

①《传》：指《周易·系辞传》。悔吝：灾祸。
②生意：生机。
③说：通"悦"，喜爱。
④艮（gèn亘）：《易经》六十四卦之一。
⑤水之体：指肾水。向日：往日。
⑥敌：此处指性行为时的对方。
⑦偷：薄。

『按语』

古代房中术，原为养生保健而作，其主流是健康的。到后世乃衍生房中采战补益说教，致使正统的房中术蒙上秽淫异端的污点，殊为可惜可叹。但此一邪说终不能抹杀房中术的养生、防病、延年、优生等闪光的学术思想。正如水能浮舟，亦可覆舟的辩证法一样，房中术如能沿着保健养生、却病延年的方向发展，无疑是大有利于人类的健康和社会的进步的。

天气属金说

邵子[1]曰：天依地，地依天，天地自相依附。《内经》曰：大气举之也。夫自清浊肇分[2]，天以气运于外而摄水，地以形居中而浮于水者也。是气也，即天之谓也。自其无极者观之，故曰大气。至清、至刚、至健，属乎金者也。非至刚，不能摄此水；非至健，不能运行无息以举地之重；非至清，其刚健不能长上古而不老。或曰：子以天气为属金者，固《易》卦取象之义，何至遂以属金言之乎？善言天者，必有证于人；善言大者，必有譬于小，愿明以告我。曰：天生万物人为贵，人形象天，可以取譬。肺主气，外应皮毛，《内经》谓阳为外卫，非皮毛乎？此天之象也；其包裹骨肉、脏腑于其中，此地之象也；血行于皮里肉腠，昼夜周流无端，此水之象也。合三者而观，非水浮地，天摄水，地悬于中乎？圣人作《易》，取金为气之象，厥[3]有旨哉！

『注释』

①邵子：邵雍，宋代理学家。
②肇分：始分。
③厥：其。

『按语』

本段取中国古代天文学中的浑天说宇宙观，浑天说认为"浑天如鸡子，天体圆如弹丸，地如鸡中黄，孤居于内，天大而地小，天表里有水，天之包地，犹壳之裹黄，天地各乘气而立，载水而浮"。即天如鸡蛋而地如鸡蛋黄，天气在外面包裹着水，而地被包裹在中间浮在水上。并由此推断天气在五行中属金。同时用天人同构的理论，由人体的结构进行反推：肺主气，外应皮毛，如同天；骨肉和脏腑在体内如同地；血液在中间如同水。而肺既属金，天气亦属金。

张子和攻击注论

愚阅张子和书，惟务攻击，其意以为正气不能自病，因为邪所客，所以为病也，邪去正气自安。因病有在上、在中、在下、深浅之不同，立为汗、吐、下三法以攻之。初看其书，将谓医之法尽于是矣。后因思《内经》有谓之虚者，精气虚也；谓之实者，邪气实也。夫邪所客，必因正气之虚，然后邪得而客之。苟正气实，邪无自入之理。由是于子和之法，不能不致疑于其间。又思《内经》有言，阴平阳秘，精神乃治；阴阳离决，精气乃绝。又思仲景有言，病当汗解，诊其尺脉涩，当与黄芪建中汤补之，然后汗之。于是以子和之书，非子和之笔也。驰名中土①，其法必有过于朋辈者，何其书之所言，与《内经》、仲景之意若是之不同也？于是决意于得名师，以为之依归②，发其茅塞③。遂游江湖，但闻某处有某治医，便往拜而问之，连经数郡，无一人焉。后到定城，始得《原病式》、东垣方稿，乃大悟子和之孟浪④，然终未得的然⑤之议论，将谓江浙间无可为师者。泰定乙丑夏，始得闻罗太无⑥并陈芝岩之言，遂往拜之。蒙叱骂⑦者五七次，赵趄⑧三阅月，始得降接。因观罗先生治一病僧，黄瘦倦怠，罗公诊其病，因乃蜀人，出家时其母在堂，及游浙有经七年。忽一日，念母之心不可遏，欲归无腰缠，徒而尔朝夕西望而泣，以是得病。时僧二十五岁，罗令其隔壁泊⑨宿，每日以牛肉、猪肚甘肥等，煮糜烂与之。凡经半月余，且时以慰谕⑩之言劳之。又曰：我与钞十锭作路费，我不望报，但欲救汝之死命尔！察其形稍苏，与桃仁承气，一日三贴下之，皆是血块痰积方止。次日只与熟菜、稀粥，将息又半月，其人遂如故。又半月余，与钞十锭遂行。因大悟攻击之法，必其人充实，禀质本壮，乃可行也。否则邪去而正气伤，小病必重，重病必死。罗每日有求医者来，必令其诊视脉壮回禀。罗但卧听，口授用某药治某病，以某药监某药，以某药为引经。往来一年半，并无一定之方。至于一方之中，自有攻补兼用者，亦有先攻后补者，有先补后攻者，又大悟古方治今病，焉能吻合？随时取中，其⑪此之谓乎。是时罗又言，用古方治今病，正如拆旧屋揍⑫新屋，其材木非一，不再经匠氏之手，其⑬可用乎？由是又思许学士释微论曰：予读仲景书，用仲景之法，然未尝守仲景之方，乃为得仲景之心也。遂取东垣方稿，手自抄录，乃悟治病人，当如汉高祖踪⑭秦暴，周武王踪商之后，自非⑮发财散粟，与三章之法，其受伤之气，倦惫之人，何由而平复也？于是定为阴易乏，阳易亢，攻击宜详审，正气须保护，以《局方》为戒哉！

『注释』

①中土：指中原地区。

②依归：依托。

③茅塞：自谦之词，比喻思路闭塞。

④孟浪：鲁莽，草率。

⑤的然：明显。

⑥罗太无：罗知悌，宋末元初医学家。字子敬，号太无。钱塘（今浙江杭州）人，曾得名医刘完素门人荆山浮屠之传。南宋末入官为寺人，以医侍穆陵，颇受宠厚。宋亡，掳至燕京，然辞不入内廷，闭门绝客，专研医术。罗氏治病处方，灵活善变，疗效颇佳。推重精神疗法，又注意顾护胃气。著《罗太无先生口授三法》一卷。

⑦叱骂：斥骂，责骂。

⑧越（zī 姿）趄（jū 居）：想前进又不敢前进。形容疑惧不决，犹豫观望。

⑨泊：停留。

⑩慰谕：抚慰，宽慰。

⑪其：大概。

⑫揍：通"凑"。

⑬其：岂，难道。

⑭踪：跟随。

⑮自非：如果不是。

『 按语 』

本段是对张子和攻下法的讨论。作者通过对《内经》《原病式》、仲景之书和东垣方稿的研究，认为正气虚而邪气盛时，用攻下法应慎重。丹溪通过细心观察罗知悌师诊病，发现其方法与《局方》派完全不同，因而有三悟：一悟是"攻击之法，必其人充实，禀质本壮，乃可行也。否则邪去而正气伤，小病必重，重病必死"。二悟是《局方》不是不能用，而是要根据病人体质、发病原因的不同，经过适当调整、补充或删改，才能取得疗效。用药治病，最要紧的是对症下药。如果不问病情，照搬《局方》，食古不化，那就是刻舟求剑、按图索骥，"冀有偶然中病，难矣!"三悟是"阴易乏，阳易亢，攻击宜详审，正气须保护"。

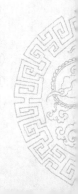

附　录

朱震亨《格致余论》理论特色研究

一、朱震亨的生平及著作

朱震亨（1281—1358 年），字彦修，号丹溪先生，元代婺州义乌（今浙江省义乌市）赤岸人，因其家乡有溪流名丹溪，"学者尊之而不敢字"，故因其地被称为"丹溪翁"。金元四大家之一，为"滋阴派"创始人。提出"阳有余而阴不足论"与"相火论"等，倡导滋阴降火之法。丹溪虽以养阴为特色，但对于杂病的治疗亦颇有建树，故王纶在《明医杂著·仲景东垣河间丹溪诸书孰优》中有"杂病用丹溪"之说，同时兼采众长，提出"攻击宜详审，正气须保护"的观点，使治疗方法更趋周匝、完备。

丹溪自幼聪颖好学，日记千言。少年时期，父亲故去，家道中落，母亲戚氏独自抚育三个幼子，家教严格，丹溪逐渐养成了"夜寐即平昼之为，暗室即康衢之见"的正大品行。丹溪胸怀正义、慷慨豪迈，有豪侠之性。20 岁被推举为里正，处处为民着想，免除官府的苛捐杂税。30 岁时，因母亲患"脾疼"，"众工束手"，遂刻苦钻研《素问》，历经五载，将母治愈。36 岁时，朱丹溪听闻许文懿（许谦）在八华山所授程朱理学，反思自己，认为"丈夫所学，不务闻道，而唯侠是尚，不亦惑乎？"（宋濂《故丹溪先生朱公石表辞》），遂拜别母亲与妻儿，师从许文懿。丹溪学习刻苦，"潜验默察"，且深受震撼，自惭形秽，"汗下如雨"。经过四载光阴，逐渐"日有所悟"，心胸开阔，性情温和，学得格物以致知之法，为其日后学习中医打下了方法学基础。受儒家思想的影响，随着科举制度的恢复，丹溪参加了两次科举考试，但均以失败告终。适逢妻子因病去世，加之其师许文懿的鼓励："子聪明异常人，其肯游艺于医乎？"（戴良《丹溪翁传》），遂弃儒学医。两年后，丹溪治愈许文懿之顽疾，从而声名鹊起。45 岁时，丹溪外出千里求师，连经数地而无所遇，途经定城，始得观《原病式》、东垣方稿。后闻及刘完素再传弟子罗知悌医术高明、学问精湛，且旁参张从正、李东垣二家之说，故前往求教，"日拱立于其门"，风雨无阻，"蒙叱骂者五七次"，历经三个月，终于用诚心和毅力感动罗知悌，成为其唯一嫡传弟子，被授以刘完素、张从正、李东垣三家之书及医学要旨。学成后回到义乌老家济世救人，不但医术高明而且医德高尚。

丹溪治学严谨，应弟子张翼再三请求，著《格致余论》，共收录医论46篇，被公认为是反映丹溪医学思想的代表作。又著《局方发挥》《金匮钩玄》《本草衍义补遗》《伤寒辨疑》《外科精要发挥》等书。另有其门徒及私淑者根据丹溪之学术思想与临证经验进行整理、概括、纂辑而成的论著，如《丹溪心法》《脉因证治》《丹溪治法心要》《丹溪心法附余》《丹溪手镜》《丹溪纂要》《丹溪摘玄》等。其中，《丹溪心法》流传之广、影响之大，是研究朱丹溪学术成就的重要依据之一，亦为临床医家必读之书。虽然其儒学造诣深厚，但并无儒学著作，丹溪曾言："义理精微，礼乐制度，吾门师友论著已悉，吾可以无言矣"（宋濂《故丹溪先生朱公石表辞》）。因此，宋濂明确指出"故其所述，独志于医为多"。丹溪另著有《宋论》《风木问答》等非医学著作，《宋论》为史学著作，《风木问答》为环境学著作，被收于明代龙山童氏乐志堂编辑刊刻的杂纂类实用小型丛书《奚囊广要》中。

二、朱震亨学术思想产生的背景及渊源

1. 时代背景

元朝初期极少举办科举，多采用世袭、恩荫及推举制度，后期下诏恢复科举，主要以程朱理学为考试内容，但是为了保障蒙古人与色目人的利益，汉人的科举考试录取比例非常低，因此许多儒生转而攻医，如张元素、李东垣、王好古、罗天益等均为儒医结合的典范。《新元史》中记载，元代更有"为医师者……亦须通《四书》。务要精通，不精通者禁治，不得行医"的规定。丹溪曾两次参加科举考试，均以落榜而告终。由于理学的盛行，丹溪深受程朱理学清心寡欲、节制声色嗜好、格物致知思想的影响，开启了思考中医的特殊角度。

《局方》是第一部由政府下令编成的成药处方专著，由陈师文、裴宗元等医官参与校正。该书中包含有很多名方，是一部流传较广、影响较大的临床方书，官府、民间皆形成了一种应用《局方》的时俗。由于元代始建之初，行医无任何条件限制，官府徒有考核医生的规定但罕有落实，导致庸医泛滥。加之《局方》"无病源议论，止于各方条述证候，继以药石之分量，修制药迹之法度"（《局方发挥》），当时大多数医家皆盲目、片面地根据临床症状而选用相应方剂，缺乏理论分析，不知辨证施治，而且《局方》中有不少香、温、燥药物，不宜"多服、常服、久服"，因此众多病人被庸医误治乃至失去性命，丹溪的亲人也饱受其害。另外，元代时回族医药传入我国并得以发展，宫廷及民间都十分盛行，然其用药亦多香燥

之品，时人滥用导致体内阴液匮乏，而有助火之弊。同时，元朝统治者赋予蒙古人与色目人极大的权利，却让汉族人负担较大的赋税和劳役，故民族压迫和阶级压迫十分沉重，致使百姓生活困苦不堪，忧思郁结，体内化火伤阴实属必然，这也是丹溪滋阴思想产生的重要原因之一。

2. 学术思想的渊源

朱丹溪认为"《素问》，载道之书也"（《格致余论·序》），是医家立论之本。"仲景诸方，实万世医门之规矩准绳也，后之欲为方圆平直者，必于是而取则焉"（《格致余论》）。故在学医之初，即研读了《内经》《难经》《伤寒论》《金匮要略》等经典理论之书，并以此治愈了母亲之病。而当时《局方》盛行，丹溪也曾夜以继日地学习《局方》，继而认识到"操古方以治今病，其势不能尽合，苟将起度量，立规矩，称权衡，必也《素》《难》诸经乎！"（戴良《丹溪翁传》）。故《内经》《伤寒论》等经典理论是丹溪学术思想的渊源。

丹溪的老师罗知悌为刘完素之再传弟子，又旁通张从正、李杲二家学说。他对丹溪说："学医之要，必本于《素问》《难经》，而湿热相火，为病最多，人罕有知其秘者。兼之长沙之书，详于外感；东垣之书，详于内伤；必两尽之，治疾方无所憾。区区陈、裴之学，泥之且杀人。"丹溪闻之，坚定了以经典理论为基础的观点，并且对《局方》的疑问烟消云散。罗氏并以刘、张、李诸书传之，"因见河间、戴人、东垣、海藏诸书，始悟湿热相火，为病甚多"（《格致余论·序》）。可见，丹溪学术观点的形成与罗氏集三家之大成有极大的关系。

戴良《丹溪翁传》言：丹溪"以三家之论，去其短而用其长，又复参之以太极之理，《易》《礼记》《通书》《正蒙》诸书之义，贯穿《内经》之言，以寻其指归。"正是对丹溪学术思想渊源的最好总结。

三、《格致余论》学术思想特点及对后世的影响

1.《格致余论》学术思想特点

（1）阳有余阴不足论："阳有余阴不足"是《格致余论》的核心思想。"相火论"和养生理论都是在这一思想上发展起来的。"人之一身，阴不足而阳有余，虽谆谆然见于《素问》，而诸老犹未表章"是根据《素问·太阴阳明论》"阳者，天气也，主外；阴者，地气也，主内。故阳道实，阴道虚"的理论引申发展而来。首先运用天人相应、取类比象的方法，以天地日月说明人身阴阳气血的有余不足，云"天，大也，为阳，而运于地之外；地，居天之中为阴，而天之大气举之。日，实也，属阳，而运于月之外；月，缺也，属阴，而禀日之光以为明者也"，探讨阴

气难成易亏的生理特点，并引经据典，用《内经》的理论来证明自己的观点。类比推理的方法是根据事物之间某些属性相同或类似进行类比，得出的结论有很大的不确定性。如同样的天地日月，张景岳得出"阳非有余"的结论。故《四库全书》认为二人取譬固是，却"各明一义而忘其各执一偏，其病实相等也"。由于天大地小、日实月缺是正常的自然现象，类比的结果也只能是生理现象，丹溪推理得出的结论，主要还是由阴易亏阳易动的实践观察资料证明的。阴气难成，难在必待男十六、女十四才精成经通，具有生育能力；阴气易亏，其原因是"四十阴气自半"，男六十四，女四十九便精绝经断，丧失生育能力。这种生殖物质的"阴不足"与无涯情欲的"阳"存在着不平衡的关系。

丹溪把"阴气"作为人体的物质基础来认识，认为阴气易损而难成。此阴气主要指肾所藏的阴精，正如丹溪在《格致余论·阳有余阴不足论》所言"主闭藏者，肾也，司疏泄者，肝也，二脏皆有相火，而其系上属于心。心，君火也，为物所感则易动。心动则相火亦动，动则精自走，相火翕然而起，虽不交会，亦暗流而疏泄矣"。故丹溪所言之阳有余为情欲等因素的诱引，导致相火妄动而发生各种病变，并非人体的真阳。故丹溪防病养生教人要"收心养心""不见所欲，使心不乱"，老年养生饮食宜清淡。

（2）相火论：生命在于运动，自然界万物生长、人体生命维持，都以动为常。丹溪吸收理学的动静观，如周敦颐说"动而无静，静而无动，物也；动而无动，静而无静，神也"，强调物的动静并无变化，为机械的动静，而神的动静却是以静为动，以动为静。朱熹言动静相互为用"静者养动之根，动者所以行其静"。在此基础上，又结合《内经》运气学说与五行的关系，认为天主生物，故恒于动，人有此生，亦恒于动，"太极动而生阳，静而生阴，阳动而变，阴静而合……火内阴而外阳，主乎动者也，故凡动皆属火"（《格致余论·相火论》）。《素问·天元纪大论》谓宇宙间"君火以明，相火以位"。丹溪根据这一论说提出人身同样存在君相二火，君火藏于心，相火存于肝肾之阴，凡动皆属于火。其所以恒于动，皆相火之为也。相火是自然万物生长，人体正常生理运行的原动力，没有相火就一切毁损灭亡。"天无此火不能生物，人无此火不能有生"（《格致余论·相火论》）。相火是生命的动力，但阴精是生命的物质基础。相火之动，也须动中有节，方能裨补造化，以为生生不息之运用。如果相火动而失其常，或动而不静，即成妄动之火，亦即成邪火，疾病因此而生。丹溪根据《内经》壮火、少火的理论，认为相火之性易动。其动之因有情志过极、色欲过度、过食肥甘厚味等，"醉饱则火起于胃，房劳则火起于肾，大怒则火起于肝"（《格致余论·疝气论》）。丹溪于《格致余论·相火论》总结："相火易起，五性厥阳之火相扇，则妄动矣。

火起于妄，变化莫测，无时不有，煎熬真阴，阴虚则病，阴绝则死。君火之气，经以暑与湿言之；相火之气，经以火言之，盖表其暴悍酷烈，有甚于君火者也，故曰相火元气之贼。"丹溪言相火于人不可或缺，然太过则可致病。

（3）气、血、痰、瘀病机：朱丹溪临证重视气、血、痰、瘀病机。王纶于《明医杂著·医论》中总结："丹溪先生治病，不出乎气、血、痰。"朱氏气血痰瘀致病理论可散见于《格致余论》多篇中，如《格致余论·涩脉论》曰："人之所藉以为生者，血与气也。或因忧郁，或因厚味，或因无汗，或因补剂，气腾血沸，清化为浊，老痰宿饮，胶固杂糅，脉道阻涩，不能自行，亦见涩状。"重点说明致病之机在于气血。丹溪于老人病机强调痰，《格致余论·养老论》曰："夫老人内虚脾弱，阴亏性急。内虚胃热则易饥而思食，脾弱难化则食已而再饱，阴虚难降则气郁而成痰。"《格致余论·痛风论》曰："彼痛风者，大率因血受热，已自沸腾，其后或涉冷水，或立湿地，或扇取凉，或卧当风，寒凉外抟，热血得寒，污浊凝涩，所以作痛。夜则痛甚，行于阴也，治法以辛热之剂，流散寒湿，开发腠理，其血得行，与气相和，其病自安。"丹溪以气血为主要病机，然其中亦有寒凝以致血瘀之病机。《格致余论·虚病痰病有似邪祟论》曰："血气者，身之神也。神既衰乏，邪因而入，理或有之。若夫血气两亏，痰客中焦，妨碍升降，不得运用，以致十二官各失其职，视听言动皆有虚妄。以邪治之，其人必死。"以上多处皆可显气、血、痰、瘀致病之机。

2. 对后世医家的影响

署名丹溪的古代医籍有 20 余种，大多为其门人、私塾者整理编撰或是后人伪托丹溪之作，内容上大多是对朱丹溪学术思想与临证经验的概括。尤其是明代，丹溪的学术理论一直占统治地位，众多医家尊崇其学术思想且深受影响。薛己、赵献可、张景岳、孙一奎诸家论述命门之火的依据即为相火论；清代叶天士、薛生白、吴鞠通、王孟英等温病学家，论治温热、湿热的养阴、救液、填精诸法，亦受其影响乃成。朱丹溪辨治杂病之经验，一直为后世医家所取法，其影响还远及海外日本、朝鲜等国。如日本的"丹溪书社"为汉医或皇汉医学同仁的常设机构，有聚会、学术活动。丹溪所倡"阴常不足"，并以四物来补血养阴，被后人奉为养阴之圭臬。近代学者之养阴、救津、填精诸法，正是受他的启迪而发展起来的。可见，丹溪学术对后世医家的影响之大。其弟子众多，亦对丹溪学派的继承与传播起到推波助澜的作用。如《丹溪心法》即是朱丹溪著述，由他的学生赵以得、刘叔渊、戴原礼根据其学术经验和平素所述纂辑，后经程充删订校正并刊行。

朱丹溪滋阴的思想，为其再传弟子王纶所推崇。王纶师从戴思恭，旁参李杲，其在《明医杂著·补阴丸论》中载："人之一身，阴常不足，阳常有余，况节欲者少，过欲者多。精血既亏，相火必旺，火旺则阴愈消，而劳瘵、咳嗽、咯血、吐血等症作矣。故宜常补其阴，使阴与阳齐，则水能制火而水升火降，斯无病矣。故丹溪先生发明补阴之说，谓专补左尺肾水也。"并指出"世之人火旺致病者十居八九，火衰成疾者百无二三，且少年肾水正旺，似不必补，然欲心正炽，妄用太过，至于中年，欲心虽减，然少年所丧既多，焉得复实？及至老年，天真渐绝，只有孤阳，故补阴之药，自少至老，不可缺也"。声明"丹溪先生发明先圣之旨，以正千载之讹，其功盛哉！"

明末医家赵献可虽遵从李东垣、薛己，属温补学派，赞成"阴常不足，阳常有余"的学术观点，并指出"补阴之功，一日不可缺"（《医贯·阴阳论》）；并提出自己的观点"此阴字指阴精而言，不是泛言阴血"。故治法上并不赞同以四物汤治之。《医贯》中多次引用王纶观点，如《医贯·滋降火论》整段收载王纶关于"阳常有余，阴常不足"的学术见解，但其认为补阴丸以黄柏、知母为君，会伤及脾胃，不仅不能补水，而且有损于肾，故赵氏主张"若左尺脉虚弱而细数者。左肾之真阴不足也。用六味丸。右尺脉迟软。或沉细而数欲绝者。是命门之相火不足也。用八味丸。至于两尺微弱。是阴阳俱虚。用十补丸。此皆滋其先天之化源。实万世无穷之利"。可见，赵氏重视肾水命火，对命门学说犹有贡献，使易水学派的学术思想由研究后天脾胃转向先天肾命。

张景岳年轻时亦推崇丹溪之学，然其在多年临床实践中发现时医偏执一说，保守成方，动辄言火，滥用寒凉，认为"此诚大倍经旨，大伐生机之谬谈"（《景岳全书·辩丹溪》）。故逐渐摒弃朱氏学说，私淑温补学派薛己而力主温补。特别针对朱丹溪之"阳常有余，阴常不足"，提出"阳常不足，阴常有余"（《景岳全书·阳不足再辩》）。认为"阳不足而更用阴方，则阴愈盛而阳斯灭矣"（《景岳全书·阴阳篇》）。并言之"孰谓阳常有余，而欲以苦寒之物，伐此阳气，欲保生者，可如是乎？"（《类经图翼·大宝论》）。其实，二者观点有别，源自朱氏从相火煎熬真阴角度立论，病机核心在于阳胜则阴病；而张氏从阴虚火动立论，病机核心在于肾命真阴之虚，两论之争主要为"名"之异，而非"实"之别。故日本丹波元胤所著《中国医籍考·方论》载："各明一义而忘其各执一偏，其病实相等也。故介宾之说，不可不知；而震亨是编，亦竟不可废焉。"

四、《格致余论》独特的治疗理论与治疗方法

1. 顾护正气

朱丹溪对人体正气的调养保护甚为重视，在其《格致余论》诸篇尽有论述，

尽管详略不一。仅从其篇名,如养老论、慈幼论、病邪虽实胃气伤者勿使攻击论、大病不守禁忌论、醇酒宜冷饮论及茹淡论即可感知,尤其如鼓胀论治法云:"理宜补脾,又须养肺金以制木,使脾无贼邪之虑;滋肾水以制火,使肺得清化之令。却盐味以防助邪,断妄想以保母气,无有不安……知王道者,能治此病也。"病邪虽实胃气伤者勿使攻击论云:"大凡攻击之药,有病则病受之。病邪轻而药力重,则胃气受伤。夫胃气者,清纯冲和之气也,惟与谷、肉、菜、果相宜。盖药石皆是偏盛之气,虽参、芪辈为性亦偏,况攻击之药乎!"丹溪在《格致余论·病邪虽实胃气伤者勿使攻击论》提出了病邪实当先顾护脾胃的思想。在文中的三个医案中,案一病人寒战大发,渴而不饮,先生断为酒热内郁不得外泄,但病者形体消瘦,脉大而弱,胃气已败,若重发其汗,恐汗不得出;若清泄其酒热,恐胃气受伤,汗之不可,下之不可,遂用黄芪配葛根,健脾助汗,汗出而邪去,邪去则正安矣。从此案得出,邪气虽实,而胃气伤者,可扶正祛邪,攻补兼施,药宜轻灵,味宜冲和,黄芪配葛根,辛凉味甘,益气透表,养胃生津,毫无伤胃之弊,真可谓平淡之中见奇功也。案二叶先生患下痢,里急后重甚迫,予承气汤泻之必伤胃气,恐痢不止而中气伤形成坏病,故先补后攻,分步治之,果见效验。案三婢女初诊并无虚象,投千金消石丸后,攻之不下,出现似有孕之体,先生才悟攻之太峻,反伤气血,即令停药,用四物汤倍用白术,健脾补血活血。服十贴后脉象复还正常,再投前药而愈。从此验案全过程看,其验有三:一是祛邪攻下之剂,服后已伤正气,应当即停药;二是对气血俱虚,久积不愈者,当先补气养血,不可操之过急,必须待气血得复,方可再攻;三是再用攻法当避免重蹈覆辙,中病即止。《格致余论·张子和攻击注论》总结对张子和的汗下吐法的认识过程,并举其师罗知悌医案为例,最后言"为阴易乏,阳易亢,攻击宜详审,正气须保护"。以上都显现了朱丹溪调养保护人体正气之思想。

2. 倒仓法

倒仓法为丹溪提出的特殊疗法。以胃为仓,"倒"为"倾去积旧而涤濯,使之洁净也",倒仓法即清除胃肠中的糟粕之余、停痰瘀血等物。具体方法是用牛肉熬汁让病人饮用,饮后吐泻以去除体内瘀积痰浊。其作用为去积排毒,但不用一般的泻药,而用富于营养的牛肉汁,所以去毒而不伤正,扶正而不助邪,寓攻于补。朱丹溪的老师许文懿患病数十年,多服燥热香辛之药,用艾灸十余万壮,几为废人。丹溪先以通圣散治之,略好转,但两足难移,丹溪于是以倒仓法疗之,结果"节节如应,因得为全人",病情痊愈。倒仓法后世论述者、应用者不多,然而其清理肠胃瘀积停痰之功效,对于当今社会中过食肥甘厚味引起各种疾病的现象有重要的借鉴和治疗意义。丹溪认为"人于中年后亦行一二次,亦却疾养寿之一助也"。